■ 中华医学健康科普工程 ■

子宫颈疾病 100 问

主 编 黄胡信 贾雪梅 王素敏

中华医学电子音像出版社
CHINESE MEDICAL MULTIMEDIA PRESS

北 京

图书在版编目（CIP）数据

子宫颈疾病 100 问／黄胡信，贾雪梅，王素敏主编．—北京：中华医学电子音像出版社，2019.11
ISBN 978-7-83005-280-5

Ⅰ．①子… Ⅱ．①黄… ②贾… ③王… Ⅲ．①子宫颈疾病-防治-问题解答 Ⅳ．①R711.74-44

中国版本图书馆 CIP 数据核字（2019）第 227200 号

子宫颈疾病 100 问
ZIGONGJING JIBING 100 WEN

主　　编：	黄胡信　贾雪梅　王素敏
策划编辑：	史仲静　宫宇婷
责任编辑：	赵文羽　宫宇婷
校　　对：	朱士军
责任印刷：	李振坤
出版发行：	中华医学电子音像出版社
通信地址：	北京市西城区东河沿街 69 号中华医学会 610 室
邮　　编：	100052
E-mail：	cma-cmc@cma.org.cn
购书热线：	010-51322675
经　　销：	新华书店
印　　刷：	廊坊市团结印刷有限公司
开　　本：	850mm×1168mm　1/32
印　　张：	3.25
字　　数：	60 千字
版　　次：	2019 年 11 月第 1 版　2019 年 11 月第 1 次印刷
定　　价：	38.00 元

版权所有　　侵权必究
购买本社图书，凡有缺、倒、脱页者，本社负责调换

《子宫颈疾病 100 问》编委会

主　　编　黄胡信　贾雪梅　王素敏
副主编　申　艳　顾小燕　葛莉莉　徐　娟
编　　者（按姓氏笔画排序）
　　　　　石晓燕　叶春平　付亚娟　许　峰
　　　　　阮红杰　花向东　李文衢　杨大震
　　　　　张慧林　郑梓洁　曹　剑

主编简介

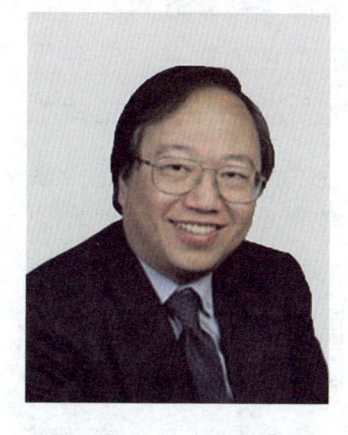

黄胡信（Felix Wong） 澳大利亚籍华人。1976年毕业于中国香港大学，并在英国、澳大利亚、新加坡等地接受毕业后深造，获得中国香港大学内外全科医学士学位、中国香港中文大学医学博士学位及新加坡大学妇产专科硕士学位；历任2所外科学院院士。擅长妇科肿瘤、内镜手术、妇女健康和医院管理。曾任澳大利亚新南威尔士大学妇产科教授，以及澳大利亚西悉尼大学、诺特丹姆大学，中国中山大学中山医学院、南方医科大学、山东省医学科学院、汕头大学、山东大学医学院、扬州大学医学院、首都医科大学、北京协和医学院等多所医学院校的客座教授或名誉教授；悉尼利物浦医院妇女卫生业务部医疗主任，以及多家母婴医院和儿童医院的名誉顾问；《中国微创外科杂志》《实用妇产科杂志》《中华妇产科杂志》、

Journal of Obstetrics and Gynaecology Reasearch、Journal of Gynaecology and Minimully Invasive Therapy 等杂志常务编委或编委。现任新南威尔士大学妇产科客座教授、世界华人医师协会妇产科医师分会副会长、中国及亚太地区微创妇科肿瘤协会（CA-AMIGO）主席及中国-澳大利亚-亚太地区微创妇科论坛创会主席。为每年举办 1 次的微创妇科论坛做出极大贡献，为亚太国家的医疗教育做出了巨大贡献，每年为亚太地区国家提供 10 余个供国外医师在澳大利亚深造的机会。近 25 年来，参加和组织了百余次医学会议，多次被邀请作为特邀会议讲者。2003 年获中国广东省外国专家局颁发的"广东友谊奖"，2005 年获 Evaluation Committee of Endoscopics Award 颁发的"内镜专家奖"和中华医学会妇产科学分会内镜学组颁发的"医疗大使奖"，2006 年获越南胡志明市人民委员会颁发的"胡志明市徽章奖"，2009 年获中国科学技术部和国家科学技术奖励办公室颁发的"恩德思医学科学技术杰出成就奖"，2017 年获中国医师协会妇产科医师分会颁发的"林巧稚杯"奖和亚太妇产科内镜及微创治疗协会（The Asia-Pacific Association for Gynecologic Endoscopy and Minimally Invasive Therapy，APAGE）颁发的"终身成就奖"，2018 年获欧洲妇科内镜学会颁发的"卓越贡献奖"。主编医学著作 4 部，发表论文 180 余篇。2010 年，他从澳大利亚回中国香港私人执业，依然大公无私地为年轻一代提供医学教育支持。

主编简介

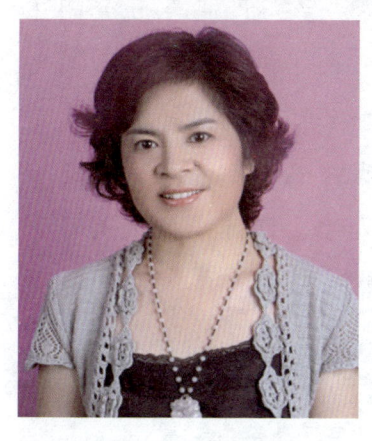

贾雪梅　医学博士，教授，主任医师，博士研究生导师。从事妇产科临床、教学及科研工作25年，主要研究方向为妇科肿瘤的诊治。熟练掌握妇科领域各种疾病的诊治及手术，尤其擅长妇科各种肿瘤，如卵巢癌、子宫内膜癌、子宫颈癌的手术和化疗，以及滋养细胞肿瘤的化疗等。2012—2013年作为访问学者去美国进修，同时兼做博士后研究，研究方向为"卵巢癌的腹腔转移机制及其与微环境中巨噬细胞功能的研究"。

现任南京市妇幼保健院（南京医科大学附属妇产医院）妇科主任、妇产科教研室主任，南京医科大学妇产科学系博士研究生导师；兼任中国妇幼保健协会妇科肿瘤防治专业委员会委员，中华预防医学会妇女保健分会妇女常见病防治学组委员，中国医师协会微无创医学专业委员会及妇科精准诊疗专业委员会委员，中国中医药研究促进会中西医结合妇产与妇幼保健分会委员，江苏省妇幼保健协会妇科微创专业委员会主任委员，江苏省医学会妇产科学分会常务委员，江苏省免疫学会转化医学专业委员会常务委员，江苏省抗癌协会妇科肿瘤专业委员会常务委员，江苏省妇幼健康研究会第四届理事，南京医学会妇产科学分会副主任委员；担任多家国内和国外杂志编委和审稿人等。同时为江苏省第五期"333高层次人才培养工程"第二层次培养对象，2018年江苏省有突出贡献的中青年专家，江苏省"十三五"科教强卫工程医学重点人才，江苏省六大高峰人才，江苏省妇幼重点人才。主持国家自然科学基金、教育部基金等国家级、省部级课题13项，发表论文50篇，其中SCI论文25篇。

主编简介

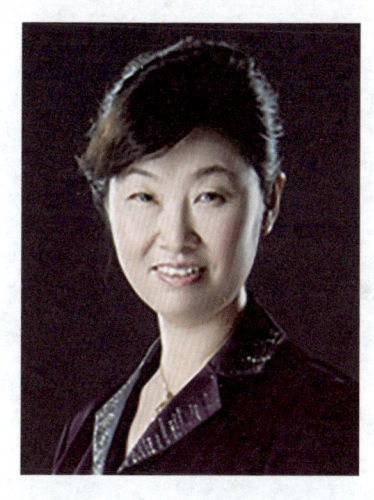

王素敏 主任医师,硕士研究生导师。擅长妇科内镜手术,从业32年。现任南京市妇幼保健院(南京医科大学附属妇产医院)临床技能培训中心主任,南京市妇幼保健院四级妇科内镜技术培训基地主任;兼任中华医学会妇产科学分会内镜学组委员,中国医师协会妇产科医师分会第二届委员及微创技术专业委员会宫腔镜学组委员,中国医师协会内镜医师分会妇科内镜专业委员会常务委员,中国妇幼保健协会妇幼微创分会宫腔镜学组副主任委员,中国中医药研究促进会中西医结合妇产与妇幼保健分会常务委员,江苏省中西医结合学会生殖医学专业委员会副主任委员,江苏省医学会妇产科学分会妇科内镜学组副组长;担任《中国计划生育和妇产科》杂志编辑委员会第二届委员,

《微创妇科杂志》(中国版)编辑委员会第一届委员,《中国微创外科杂志》编辑委员会第五届常务委员,《中国内镜杂志》编辑委员会委员等。

内容提要

本书由多位临床经验丰富的妇产科专家编写,对临床上子宫颈疾病的常见问题进行了梳理,选取了最具代表性的 100 个问题,结合笔者的临床经验,以问答的形式为读者提供科学的解答。主要内容包括子宫颈的基础知识,各种子宫颈疾病及对应的治疗意见,人乳头状瘤病毒(human papilloma virus, HPV)感染与传播,HPV 疫苗,子宫颈癌前病变和子宫颈癌的筛查、确诊及治疗等。本书力求科学、实用、严谨,适用于广大女性,有助于解答其在子宫颈疾病诊疗过程中的各种困惑,也可帮助其高效地与医师进行沟通。同时,书中的很多内容也可供年轻的妇产科医师、护士及非妇产科专业的医护人员参阅,以指导其工作,有利于为大众提供更加通俗易懂的专业咨询和卫生保健知识。

序

子宫颈是女性重要的生殖器官之一，涉及女性的自身健康和家庭幸福等，也与性和生殖等关系十分密切。子宫颈发生的各种病变，包括炎症、损伤、癌前病变及肿瘤等，是女性最常见的疾病，其中最严重且最让女性担心的是子宫颈癌。此书介绍了100个关于子宫颈疾病的问题，包括子宫颈的介绍、一些子宫颈疾病及其相关治疗，以及大众非常关心的HPV感染、HPV疫苗、子宫颈筛查、子宫颈癌前病变和子宫颈癌。我着重谈谈近年来的热点——子宫颈癌和HPV疫苗。

子宫颈癌是女性生殖道最常见的恶性肿瘤之一。在我国，子宫颈癌仍是严重威胁女性健康的疾病。2015年，我国新发子宫颈癌9.89万例，死亡达3.03万例，是我国30~44岁女性的第二高发肿瘤。多年来，我国做了大量子宫颈癌的防治工作，但子宫颈癌的筛查覆盖率仍不高。在临床工作中，我们常痛心地看到不少中晚期的子宫颈癌患者从未接受过子宫颈癌筛查或5年内未接受过子宫颈癌筛查。

从子宫颈癌的发病规律看，由高危型HPV感染最终发展为子宫颈癌需要经过5~10年甚至更长时间，且最终发展为子宫颈癌的女性仅占被HPV感染者的0.5%以下。在这漫长的时间里，只要女性定期接受子宫颈癌筛查，并在发现癌前病变后及时治疗，可以完全避免子宫颈癌的发生。

目前，全球已经研发并使用了3种子宫颈癌预防性疫苗，即二价、四价、九价HPV疫苗，均已在我国上市并应用。这3种HPV疫苗对从未感染过HPV的女性或一过性感染的女性（包含未成年和成年女性）均有很好的预防作用。HPV疫苗在全球范围内10余年的临床应用，证明其是安全、有效的。很多发达国家多年来的子宫颈癌防治史表明，在对适龄女性做好HPV疫苗接种的同时加强子宫颈癌筛查，可以有效地降低子宫颈癌的发病率和病死率。我国在政府的主导下，正大力推进以HPV疫苗接种结合子宫颈癌筛查的子宫颈癌防治工作。

本书由黄胡信教授、贾雪梅教授、王素敏教授主编，面向广大女性，对其在子宫颈疾病防治中的诸多困惑，以问答的方式，做了简明扼要、通俗易懂的讲解。例如，什么是子宫颈的正常状态？什么是HPV？什么是HPV疫苗？得了癌前病变怎么办？如何做子宫颈癌筛查？如何做阴道镜检查？什么状况下需要做子宫颈环形电切术和冷刀锥切？

妊娠后如何接受筛查及如何对待筛查异常？相信本书对广大女性及广大医务人员均有很好的参考价值。

感谢作者提供了这本有价值的科普读物。

北京大学人民医院妇产科主任
魏丽惠

前　　言

目前，国内单纯描写子宫颈疾病的科普书籍非常少。许多关于女性健康的科普书籍都是外国人撰写的，然后被翻译成中文，而且这些书籍对子宫颈疾病多数也只是寥寥提了几笔。为此，我们编写了本书，其内容涵盖了与子宫颈疾病有关的100个问题，包括大众非常关心的HPV感染、HPV疫苗、子宫颈筛查、子宫颈癌前病变及子宫颈癌的相关问题。

子宫颈疾病在女性中很常见，但很多女性羞于去医院检查，也羞于向医师咨询，她们可能会向母亲、姐姐和朋友们请教。本书介绍的内容远远大于她们从"智囊团"得来的信息。事实上，有时候即使女性去医院看病，医师们也未必有时间解释那么多。

在与子宫颈癌的斗争中，我们取得了飞速进步。现今，我们不用等到子宫颈出现癌变再去治疗，已经可以对子宫颈癌前病变做到早发现、早处理，还可以通过HPV疫苗来预防子宫颈癌。

本书为"中华医学健康科普工程"丛书之一,介绍了妇产科医师在工作中遇到的关于子宫颈的一些常见问题和常见的子宫颈疾病,并且针对各种情况给出了治疗意见,还详细对子宫颈癌前病变的发生、治疗及日后随访做了解释,并让读者对妊娠期子宫颈可能出现的问题有所了解。

本书虽为临床一线的专业医师编写,但限于医学专业的快速发展和编者水平有限,书中难免有不足或疏漏,恳请广大读者给予批评指正,以便再版时完善。

南京市妇幼保健院妇科主任
贾雪梅

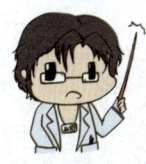

目 录

第1章 认识子宫颈 ·················· 1
  1 子宫颈在什么位置？ ·············· 1
  2 子宫颈对女性有什么重要性？ ········ 2
  3 子宫颈距离阴道口有多远？自己能摸到吗？ ······· 3
  4 需要经常清洁子宫颈吗？ ············ 4
  5 子宫颈外口是什么形状？不是圆形的要紧吗？ ······ 4

第2章 子宫颈一些不需要太紧张的小问题 ··· 6
  6 "子宫颈糜烂"是怎么回事？ ·········· 6
  7 子宫颈纳氏囊肿是什么？需要手术吗？ ····· 7
  8 子宫颈肥大是怎么造成的？需要治疗吗？ ····· 8
  9 子宫颈息肉是什么？要紧吗？该怎么治疗？会不会复发？ ········· 9
  10 我的医师告诉我，我的子宫颈和阴道上长了一些疣状物，这是怎么回事？需要治疗吗？ ········· 10
  11 子宫颈分泌物是什么样子的？有周期性变化吗？ ··· 10
  12 13岁之后我有2年没来月经，我有子宫和子宫颈吗？ ············ 11

13	我的医师告诉我，我的子宫颈上有肌瘤，子宫肌瘤不是长在子宫上的吗？会长在子宫颈上吗？ …………	12
14	医师做检查时说没有发现我的子宫颈，这是怎么回事？ …………	12
15	医师做检查时发现我有2个子宫颈，这可能吗？双子宫颈需要治疗吗？ …………	13
16	双子宫颈会影响女性未来妊娠吗？ …………	13
17	我的医师告诉我，我的阴道里有隔，很难暴露我的子宫颈，接下来该怎么办？ …………	14

第3章　人乳头状瘤病毒感染与传播 …… 15

18	什么是人乳头状瘤病毒？有哪些特点？ …………	15
19	为什么女性的子宫颈会感染HPV？ …………	16
20	HPV主要通过什么方式感染？ …………	17
21	HPV阳性会传染吗？性伴侣需要治疗吗？ …………	17
22	子宫颈HPV检查怎么做？ …………	18
23	高危型HPV和低危型HPV各有哪些？ …………	19
24	子宫颈感染了低危型HPV有什么表现？ …………	20
25	子宫颈感染了高危型HPV有什么表现？ …………	20
26	子宫颈HPV阳性需要治疗吗？ …………	21
27	高危型HPV阳性一定会得子宫颈癌吗？ …………	21
28	HPV阴性会得子宫颈癌吗？ …………	22
29	什么叫作HPV持续感染？ …………	22
30	HPV持续感染多长时间会发生子宫颈病变？ …………	23

31 我听说在游泳池或公共卫生间可以感染 HPV，这是真的吗？ ………………………………………………………… 23

32 我感染了 HPV，能不传染给其他家庭成员吗？ …… 24

33 我刚被诊断为 HPV 感染，是我的性伴侣传染的吗？ … 24

34 我需要验血检测 HPV 滴度吗？HPV 滴度有用吗？ … 25

35 能进行任何免疫试验来监测我对 HPV 的免疫力吗？ … 25

36 我能通过增强免疫力祛除 HPV 感染吗？ …………… 26

37 我的子宫颈细胞学检查结果正常，会有 HPV 感染吗？ ………………………………………………………… 26

第 4 章　HPV 疫苗 …………………………………… 27

38 HPV 疫苗是什么？有哪些品种？ …………………… 27

39 哪些人适合接种 HPV 疫苗？有不良反应吗？危险吗？ ………………………………………………………… 27

40 HPV 疫苗的不良反应有哪些？会经常发生吗？ …… 28

41 接种 HPV 疫苗的频率是多少？有什么不同？ ……… 29

42 HPV 疫苗的接种年龄是多少？如何接种？ ………… 29

43 我听说二价 HPV 疫苗对于年轻女性就足够了，是真的吗？ ……………………………………………………… 30

44 3 种 HPV 疫苗哪种效果更好？ ……………………… 30

45 如果我已经接种过 HPV 疫苗，还需要做子宫颈细胞学检查吗？ ………………………………………………… 31

46 去年我已经完成了 2 次注射，现在需要重新进行全部的 3 次注射吗？还是再追加注射 1 次就可以了？ … 32

47 我的 HPV 感染已经痊愈，1 年后观察仍为阴性，还需要接种 HPV 疫苗吗? ………………………………… 32

48 我因为子宫颈上皮内瘤变接受了子宫颈环形电切术，还需要接种 HPV 疫苗吗? ………………………… 33

49 女性是否需要重复接种 HPV 疫苗? 这样可以提供终身保护吗? …………………………………………… 33

第 5 章 子宫颈癌前病变 …………………………… 34

50 什么叫作子宫颈上皮内瘤变? ……………………… 34
51 为什么说 CIN 的提出对女性健康是巨大贡献? …… 35
52 CIN 会传染吗? ……………………………………… 35
53 什么是 CIN Ⅰ级? 该如何处理? …………………… 36
54 什么是 CIN Ⅱ级? 该如何处理? …………………… 37
55 CIN Ⅲ级是子宫颈癌吗? …………………………… 37
56 CIN Ⅲ级一定要切除子宫吗? ……………………… 38
57 CIN Ⅲ级患者选择不保留子宫，能不能直接切除而不做子宫颈锥切术? ………………………………… 38
58 子宫颈癌前病变治疗后还能生育吗? ……………… 39
59 妊娠时子宫颈细胞学检查发现 CIN，医师会如何处理? ………………………………………………… 40

第 6 章 子宫颈细胞学检查和 HPV 检查 ………… 43

60 什么是子宫颈筛查? ………………………………… 43
61 子宫颈筛查有哪些方法? …………………………… 43
62 子宫颈筛查前需要注意什么? ……………………… 44

63 对于子宫颈细胞学检查，是做子宫颈刮片好，还是做 TCT 好? ……… 45

64 女性到多大年龄可以停止做子宫颈筛查? 还是需要进行终身筛查? ……… 46

65 为什么 21 岁前的女性不需要常规行子宫颈筛查? … 47

66 为什么 21~25 岁的女性只需要做子宫颈细胞学检查而不用做 HPV 检查? ……… 47

67 25~29 岁的女性可以只做子宫颈细胞学检查或 HPV 检查其中之一，为什么不需要进行联合检查? …… 48

68 应建议 30~65 岁的女性多长时间进行一次子宫颈细胞学和 HPV 联合检查? ……… 48

69 子宫颈刮片是什么? 为什么又叫巴氏涂片? …… 48

70 做子宫颈刮片疼不疼? 需要麻醉吗? ……… 49

71 TCT 的结果怎么看? ……… 50

72 TCT 结果出现什么异常需要进一步检查? ……… 50

第 7 章　阴道镜与子宫颈锥切术 ……… 52

73 什么是阴道镜? 是用于观察阴道的吗? ……… 52

74 阴道镜能放大多少倍? 为什么能诊断子宫颈疾病? … 53

75 阴道镜检查的过程大致是怎样的? ……… 53

76 受检者在阴道镜检查前需要注意什么? ……… 54

77 做完阴道镜检查后需要注意什么? 几天后能够性交吗? ……… 54

78 阴道镜检查会产生什么不适? 需要麻醉吗? ……… 54

79	子宫颈活检为什么不需要麻醉？子宫颈上没有神经分布吗？	55
80	做了子宫颈刮片，为什么还要做子宫颈活检？	55
81	什么是子宫颈锥切术？	56
82	子宫颈锥切术有痛觉吗？需要麻醉吗？	56
83	什么叫作子宫颈 LEEP？	57
84	什么叫作子宫颈 CKC？	58
85	如何选择子宫颈锥切术？是选择子宫颈 LEEP 还是子宫颈 CKC？	59
86	子宫颈锥切术后病变会复发吗？	59
87	子宫颈锥切术后患者可能会出现哪些不需要紧张的小问题？	60
88	子宫颈锥切术后多长时间可以性交？	60
89	子宫颈锥切术后能妊娠吗？会不会流产？	61

第 8 章　CIN 与妊娠　62

90	在妊娠期间，我需要进行子宫颈细胞学检查吗？	62
91	妊娠前我做过 CIN 的治疗，现在需要注意些什么？	62
92	妊娠前我被诊断出 CIN，现在妊娠了，该怎么办？需要治疗吗？	63
93	我在妊娠早期出现阴道出血，担心流产，能让医师检查我的子宫颈吗？	63

第 9 章　初步了解子宫颈癌　65

94	为什么说子宫颈癌是可以预防的肿瘤？	65

95 子宫颈癌与性伴侣数量有关吗? …………………… 67
96 子宫颈癌肯定会有阴道出血吗? …………………… 68
97 定期筛查可以完全避免患子宫颈癌吗? …………… 69
98 子宫颈癌的早期症状有哪些? ……………………… 71
99 早期子宫颈癌能治愈吗? …………………………… 72
100 子宫颈癌一般如何治疗? ………………………… 73

附录 相关信息搜索网站 …………………………………… 75

第1章 认识子宫颈

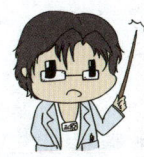

1 子宫颈在什么位置?

要了解子宫颈的位置,我们首先要知道子宫的位置。正常子宫位于骨盆腔的中央,它的前面是膀胱,后面是直肠,看起来像一个"倒置的梨"。子宫上方比较宽和扁,称为子宫底;下方变细像个圆锥,就是子宫颈。因此,子宫颈是子宫的一部分,位于阴道比较深的地方(图1-1)。

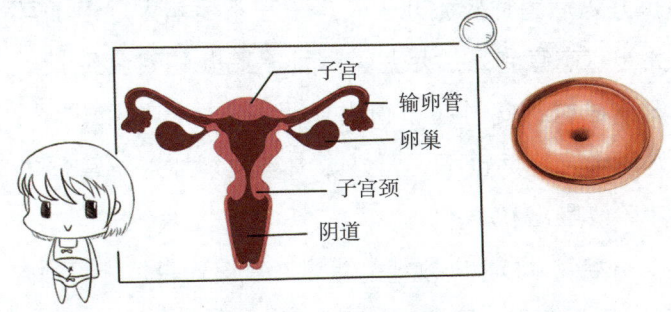

图1-1 正常女性生殖系统示意图和正常子宫颈外观

2 子宫颈对女性有什么重要性？

子宫颈是子宫的开口，是子宫的组成部分，有很多重要的生理作用，具体如下。

（1）子宫颈具有多种防御功能。一般情况下，子宫颈处于关闭状态，是阻止病原体进入上生殖道的重要生理防线。另外，子宫颈有黏液栓，其内含有溶菌酶、抗白细胞蛋白酶、免疫球蛋白等，对局部免疫起重要作用。

（2）子宫颈是精子通过的第一关。子宫颈分泌黏液，黏液中所含的葡萄糖及其他营养物质对通过子宫颈的精子的生存和活动力有很大影响。子宫颈黏液的物理特性和某些化学组成呈周期性改变，有利于精子通过、补充营养及生存。排卵期时，子宫颈黏液变得很稀薄，有利于精子通过。

（3）妊娠后为适应胎儿生长，子宫不断增大。但子宫颈口始终保持关闭状态直到妊娠足月，保证了胎儿的安全生长。子宫颈特殊的解剖结构在此时起了很大作用，它协同保障倒置的子宫，即便在妊娠中、晚期也不会因妊娠内容物增加对子宫颈内口的压力而导致胎膜膨出和早产。

（4）分娩发动以后，规律的腹痛（宫缩）牵拉子宫颈内口的子宫肌纤维和周围韧带，子宫颈管逐渐缩短直至消失，子宫口逐渐张大，为胎儿顺利娩出打开第一道大门。子宫颈是胎儿娩出的必经之路。

3 子宫颈距离阴道口有多远？自己能摸到吗？

站立的时候，在阴道内，子宫颈的前唇低于后唇，从而使外口及前后都和阴道后壁接触。子宫颈的具体位置在阴道再往内一点，距离阴道口 5~6 cm，用中指尽力插到最里可触及圆形的小包块，能活动，即子宫颈的阴道部。如果子宫颈距离阴道口＜4 cm，要警惕子宫下垂的可能性（图1-2）。

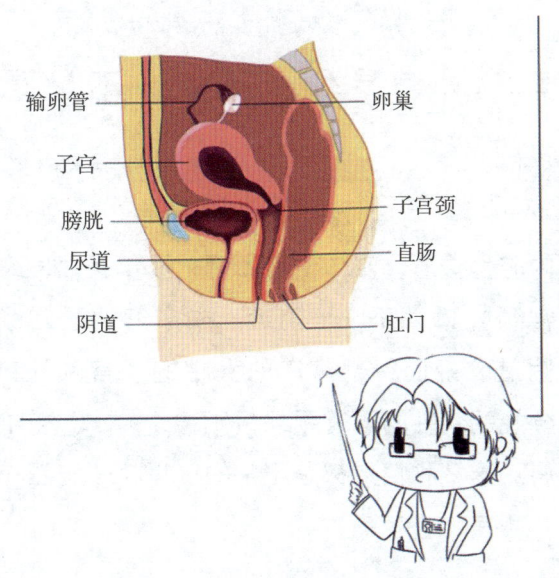

图1-2 正常女性盆腔示意图

4 需要经常清洁子宫颈吗？

子宫颈具有多种防御功能，是阻止病原体进入上生殖道的重要防线。如果没有用药指征而自行用消毒剂清洁子宫颈，有可能会破坏子宫颈的防御功能。当有子宫口开放（如排卵期）、子宫颈口松弛等因素存在时，冲洗液易直接进入子宫腔，从而诱发盆腔炎。因此，在正常情况下，子宫颈不需要进行任何形式的清洁。

5 子宫颈外口是什么形状？不是圆形的要紧吗？

子宫颈内腔呈梭形，叫作子宫颈管，成年女性长约 3 cm，其下端称为子宫颈外口，开口于阴道。未产妇的子宫颈外口呈圆形，没有经阴道分娩而行剖宫产的女性的子宫颈外口也是圆形的。经阴道分娩的女性的子宫颈外口则像个"一"字形，子宫颈分成前后两唇。这 2 种情形都是正常的（图 1-3，图 1-4）。

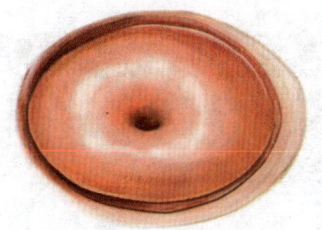
图1-3 未产妇的子宫颈外口

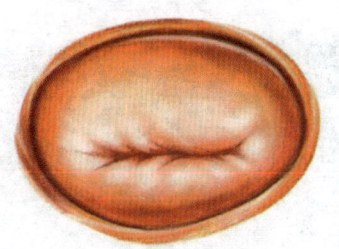
图1-4 经阴道分娩后女性的子宫颈外口

第2章 子宫颈一些不需要太紧张的小问题

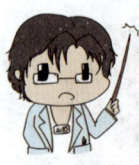

6 "子宫颈糜烂"是怎么回事?

"子宫颈糜烂"曾经是一种困扰很多女性的疾病。一般女性去做体检,几乎都会被诊断为"子宫颈糜烂"。现在医学生的《妇产科学》教材已经取消了"子宫颈糜烂"这一病名,以"子宫颈柱状上皮异位"(生理现象)取代。

子宫颈有2种不同类型的细胞,靠近阴道内的是鳞状上皮细胞,有好几层,比较厚;而靠近子宫方向的是柱状上皮细胞,只有一层,比较薄。这2种上皮在外观上是不同的,柱状上皮看起来像"糜烂",而鳞状上皮看起来比较光滑。女性在青春期前,卵巢功能没有完善,雌激素水平低下,柱状上皮靠近子宫颈管内侧,这个时候如果检查,子宫颈是光滑的;月经来潮以后,柱状上皮在雌激素的影响下,更多地朝外侧发展,就有更多类似"糜烂"一样的柱状上皮在子宫颈口检查时被发现;女性绝经以后,雌激素水平下降,柱状上皮又开始缩回子宫颈管内侧,此时检查

"糜烂"也就看不见了。

"子宫颈糜烂"实际上是子宫颈柱状上皮异位,是过去对子宫颈一种正常表现的错误认识,实际上是一种生理现象,所以大家不必害怕(图2-1)。

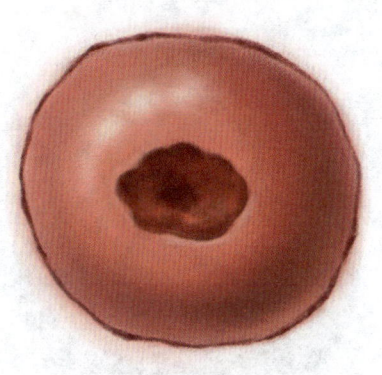

图2-1 子宫颈糜烂

7 子宫颈纳氏囊肿是什么?需要手术吗?

女性朋友们不要一听说囊肿就害怕,以为得了肿瘤。前文提到,子宫颈有鳞状上皮和柱状上皮,柱状上皮会被鳞状上皮取代,即形成转化区。柱状上皮的下方有腺体开口,腺体分泌子宫颈黏液。在转化区的形成过程中,新生的鳞状上皮覆盖住或堵住子宫颈腺体开口，分泌物排不出来，就会潴留于腺管内形成囊肿，称为子宫颈纳氏囊肿（纳博特囊肿）。囊肿小的仅有小米粒大，大的可达黄豆大甚至更大，囊肿可以单发，也可以多发，表面是光滑的（图2-2）。子宫颈纳氏囊肿如果没有不适的症状，一般是不需要手术的。

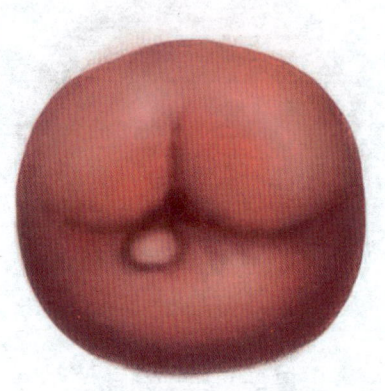

图2-2　子宫颈纳氏囊肿

8 子宫颈肥大是怎么造成的？需要治疗吗？

子宫颈肥大是由于炎症的长期刺激，子宫颈组织反复发生充血、水肿，以及炎性细胞浸润、结缔组织增生，致使子宫颈肥大。有些肥大的子宫颈会比正常的子宫颈大1~2倍。

单纯的子宫颈肥大不需要治疗。但是女性要知道有些时候子宫颈癌变与子宫颈肥大可同时存在,所以定期进行子宫颈筛查十分必要。

9 子宫颈息肉是什么?要紧吗?该怎么治疗?会不会复发?

子宫颈息肉是由炎症的长期刺激,引起子宫颈管黏膜局部增生,因子宫具有排异作用,会不断收缩使增生的黏膜逐渐往子宫颈口突出,形成子宫颈息肉(图2-3)。子宫颈息肉有时出现性交后出血、白带有血丝,有时没有任何症状,在妇科检查时可被医师发现。

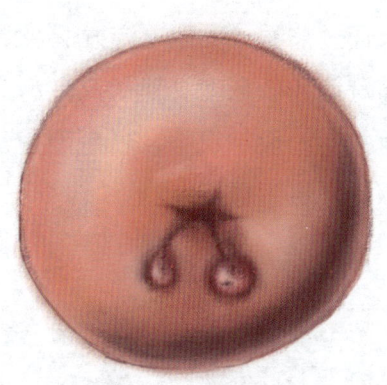

图2-3　子宫颈息肉

子宫颈息肉应行摘除术或切除术，因其绝大多数是良性的，只有不到1%会发生恶变，故术后需要把息肉常规送病理检查。

子宫颈息肉可能会复发，也可能在新的位置生长。女性只要定期进行子宫颈筛查就可以及时发现，没有大碍。

10 我的医师告诉我，我的子宫颈和阴道上长了一些疣状物，这是怎么回事？需要治疗吗？

子宫颈和阴道，有时包括外阴，会长出一些柔软的、淡红色的乳头样突起，一般没有不适，有时候会感觉有点瘙痒。医师检查后会告诉患者这叫作尖锐湿疣。尖锐湿疣不是肿瘤，由一种病毒感染引起，可以通过药物或其他治疗方法治愈。

这种病毒有高危型和低危型2类。高危型病毒的持续感染与子宫颈癌的发生有关。一般情况下，低危型病毒感染会导致尖锐湿疣，与子宫颈癌的发生关系不大。

11 子宫颈分泌物是什么样子的？有周期性变化吗？

子宫颈分泌物是由子宫颈内膜腺体产生的一种浓厚、透明、黏稠似蛋清样的分泌物，其分泌受性激素调节，随月经周期发生规律性变化。在排卵期，雌激素水平高，子宫颈分泌物量多而稀薄，这样有利于精子通过。

医师可以通过观察或检查子宫颈分泌物来帮助患者。例如，女性在月经中期子宫颈黏液稀薄、透明的时间段内进行性生活会大大提高受孕率；一些闭经的患者可以通过子宫颈分泌物来协助判断是子宫还是卵巢出现问题；对子宫颈分泌物进行化验还可以评估有无子宫颈炎症。

12　13岁之后我有2年没来月经，我有子宫和子宫颈吗？

如果女性13岁之前来过月经，最近因为某种原因停经了，应该是有子宫和子宫颈的。如果女性已经15岁了，从未来过月经，那么应该去医院做个详细检查，可能子宫和子宫颈都是正常的，只是初潮时间比较迟；也有可能是生殖道发育有问题，如有的人先天没有子宫，有的人则是生殖道某个部位闭锁。

13 我的医师告诉我,我的子宫颈上有肌瘤,子宫肌瘤不是长在子宫上的吗?会长在子宫颈上吗?

子宫肌瘤是长在子宫上的,子宫颈也是子宫的一部分,当然也会长肌瘤。不过多数(90%)的肌瘤都长在子宫体部,只有约10%会长在子宫颈上(图2-4)。

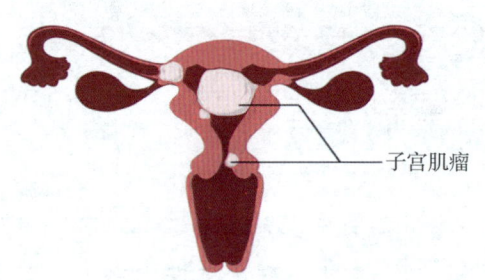

图 2-4　子宫肌瘤示意图

14 医师做检查时说没有发现我的子宫颈,这是怎么回事?

如果女性月经正常,又没有做过子宫颈切除手术,那么子宫颈肯定是存在的。此外,看女性是否有手术史。例如,有的女性做过剖宫产手术，部分人由于子宫的切口位置与腹壁粘连紧密，不容易暴露子宫颈，易导致医师在做妇科检查时看不到子宫颈。但是医师做双合诊触摸可以摸到子宫颈，只是这部分女性做子宫颈筛查会困难一点。当然，也有的女性因为发育异常确实没有子宫颈。

15 医师做检查时发现我有2个子宫颈，这可能吗？双子宫颈需要治疗吗？

这是有可能的。多数女性只有1个子宫、1个子宫颈和1个阴道。但是胚胎发育时受到某些因素影响，部分女性会有2个子宫、子宫颈或阴道。

如果女性能够正常月经来潮，能够有正常性生活，不需要特别处理。不过最好做进一步检查，看看是不是子宫和阴道都有2个，以及它们是不是都有正常功能。

16 双子宫颈会影响女性未来妊娠吗？

双子宫颈不常见。如果女性能够正常月经来潮，能够正常性生活，而且生殖系统处于正常的功能状态，一般不影响妊娠。笔者也曾遇到过这样的女性，从未检查过，直到分娩生孩子，才发现是双子宫颈。

17 我的医师告诉我,我的阴道里有隔,很难暴露我的子宫颈,接下来该怎么办?

女性在胎儿期生殖器形成的过程中,会发生各种各样的发育异常。正常女性的阴道是内外相通的,连接子宫颈和阴道口。有部分女性则会出现不同部位的闭锁,如有的人处女膜闭锁,阴道正常;有的人则会在阴道的不同部位形成横隔或纵隔,并出现不同的临床症状。

阴道里有隔,需要进行进一步检查,如三维超声或磁共振成像,明确隔的位置和类型,做相应的处理,多数情况都需要通过手术纠正(图2-5)。

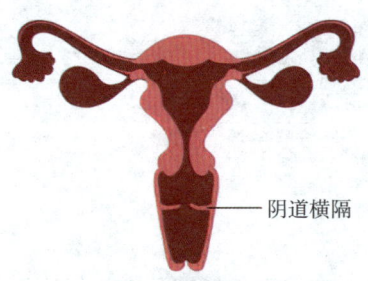

图2-5 阴道横隔示意图

第 3 章

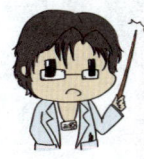

人乳头状瘤病毒感染与传播

18 什么是人乳头状瘤病毒？有哪些特点？

2008 年，德国科学家豪森证实，人乳头状瘤病毒（human papilloma virus，HPV）与子宫颈癌的发生有密切关系。之后人们逐渐对 HPV 开始感兴趣。HPV 是一种 DNA 病毒，分布很广泛。它非常小，只有在电子显微镜下才能看到，和其他病毒一样都需要寄生在活的细胞中，并利用宿主细胞的物质进行复制、增生才能存活。HPV 对人类的皮肤和黏膜的鳞状上皮"情有独钟"，皮肤和黏膜感染 HPV 后，常引起皮肤和黏膜的增生性病变，如寻常疣、扁平疣（俗称"瘊子"）、丝状疣、掌跖疣、生殖器疣（如尖锐湿疣）、乳头状瘤等。HPV 的"家族成员"很多，目前已发现 100 多个型别，其中 40 个以上与生殖道感染有关。不过，人体可以通过启动自身的免疫机制来清除 HPV，故绝大多数生殖道 HPV 感染都是一过性的，约 90% 会在 6 个月至 2 年内消退，仅有少部分高危型 HPV（如 HPV16、

HPV18、HPV31、HPV33、HPV35等）会持续感染，并且整合到被感染者的细胞里，经过漫长时间的持续作用才会引起子宫颈癌。

19 为什么女性的子宫颈会感染HPV？

前文所述，子宫形似"倒置的梨"，上面宽大的部分为子宫体，是孕育新生命的场所，下面近似圆锥的部分就是子宫颈，它突出于阴道内，长2.5~3.0 cm，中间的子宫颈管将子宫腔与外界连通，是精子进入、经血排出和胎儿娩出的通道。

子宫颈的子宫颈管内覆盖着分泌黏液的单层柱状上皮，可以形成"黏液栓"，将子宫腔与外界隔离，当然"黏液栓"也可以随着卵巢激素的变化发生改变，如排卵期时"黏液栓"就会变得稀薄，有利于精子通过。子宫颈的外口覆盖着复层鳞状上皮，电子显微镜下就像鱼鳞一层层覆盖在子宫颈表面，抵御外界各种病原体的入侵。当子宫颈发生损伤或炎症时，如生殖道炎症，HPV就会乘虚而入，进入子宫颈鳞状上皮的基底层细胞，然后不断增生，逐渐感染其他鳞状上皮细胞。同时，HPV在温暖潮湿的环境中特别容易生存，故阴道和子宫颈是最易发生感染的部位。

20 HPV 主要通过什么方式感染？

HPV 感染的主要途径是性传播。因为 HPV 在温暖、湿润的环境中特别容易生存，女性的下生殖道（如子宫颈、阴道）符合它的生长条件，故 HPV 可以在此"潜伏"较长时间，性生活活跃的年轻女性更加容易感染 HPV。此外，HPV 还可以通过密切的皮肤接触感染，这些密切的皮肤接触是指与被 HPV 感染的人进行阴道部位的皮肤接触。日常的皮肤接触，如拥抱、握手、共用坐便器，或与被感染者共同淋浴是不会被传染的。所以，浴缸、泳池等不是 HPV 传播的危险因素（除非和伴侣在浴缸里进行性交）。

21 HPV 阳性会传染吗？性伴侣需要治疗吗？

有的女性查出 HPV 阳性，非常担心会传染给家人，不敢和伴侣性交或与家人亲密接触，其实不必如此紧张。根据流行病学统计，HPV 感染在人群中非常普遍，约 75% 的女性曾经感染过 HPV，50% 的男性也感染过 HPV，但绝大多数 HPV 感染都是一过性的，感染后没有任何症状，本人也没有任何感觉，通过自身免疫机制清除，慢慢地就恢复了。

HPV传染主要通过性接触在生殖器间传播,当女性进行性生活或存在生殖道炎症时,生殖道皮肤及黏膜常会发生微小损伤,HPV就容易传染给对方。其实女性若了解HPV传染的主要途径,就能避免传染,性生活时使用避孕套可以帮助预防HPV传染。临床研究显示,经常使用避孕套的男性比偶尔使用避孕套或从来不使用避孕套的男性,感染HPV的概率更小;同时需要注意性生活的卫生,如事前男性清洗外生殖器、女性清洗外阴。那么女性HPV阳性,男性需要进行HPV检查及治疗吗?一般来说,男性HPV检查不是必要的,因为男性的生殖器暴露于体表,周围比较干燥,即使有HPV短期存在也很容易被清除,不太容易持续存在,仅少部分男性发生生殖器病变时才需要治疗。

22 子宫颈HPV检查怎么做?

医师如何取HPV标本进行检查?实际上,HPV的取材很简单,医师只要用一个柔软的小毛刷放入子宫颈口内轻轻旋转几圈(一般5圈),取一些子宫颈口周围的分泌物放入专用标本收集液中就可以了,不用担心会有不适(图3-1)。为了保证取材的准确性,建议女性检查前48小时内不要做阴道冲洗、不要在阴道内使用药物、不要进行性生活,月经期不宜进行HPV检查。

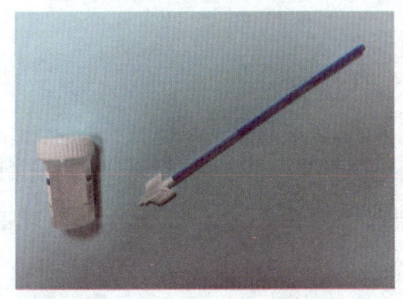

图 3-1 子宫颈细胞学检查采样器及细胞固定液

23 高危型 HPV 和低危型 HPV 各有哪些？

根据发生子宫颈癌和癌前病变的相关性，通常把 HPV 分为高危型和低危型，高危型与子宫颈癌、阴道癌、口腔癌、膀胱癌等有关，而低危型则与尖锐湿疣密切相关。

高危型包括 HPV16、HPV18、HPV31、HPV33、HPV35、HPV39、HPV45、HPV51、HPV52、HPV56、HPV58、HPV59 共 12 个型别；低危型包括 HPV6、HPV11、HPV40、HPV42、HPV43、HPV44、HPV54、HPV61、HPV72、HPV81、HPV89 共 11 个型别。

24 子宫颈感染了低危型HPV有什么表现？

HPV可以感染子宫颈细胞，引起子宫颈细胞异常，如果女性的免疫力强，把病毒"赶走"了，细胞就会恢复正常，如果免疫力不足以"赶走"病毒，HPV就会长期存在，引起子宫颈细胞病变。不同型别的HPV感染可以引起不同的子宫颈疾病。低危型HPV不会引起子宫颈癌，但常引起生殖器疣（尖锐湿疣）及低级别子宫颈病变，这些病变早期通常没有症状，逐渐会引起阴道口及肛周等潮湿部位出现细小的淡红色丘疹，逐渐增大、增多，单个或密集分布，表面凹凸不平，柔软湿润，呈乳头状或鸡冠状突起。

25 子宫颈感染了高危型HPV有什么表现？

高危型HPV感染的持续存在通常与子宫颈癌及子宫颈癌前病变相关，而多数女性患者早期没有明显症状，故医师需要重视子宫颈细胞学检查。有一些女性患者会出现一些不适，如不规律的阴道出血，尤其是性交后阴道出血或绝经后阴道异常出血，出现这些情况都要及时看医师。

26 子宫颈 HPV 阳性需要治疗吗?

绝大多数子宫颈 HPV 阳性是一过性的,一般人体在 6 个月至 2 年内可以自动清除。有研究表明,30 岁以下的女性,HPV 感染有 90% 在 6 个月至 2 年内自然转为阴性,30 岁以上则为 80%。因此,HPV 阳性的女性如果子宫颈细胞学检查没有发现异常,就不需要治疗。

27 高危型 HPV 阳性一定会得子宫颈癌吗?

很多女性认为感染了高危型 HPV 一定会导致子宫颈癌。事实上,高危型 HPV 也会被人体的免疫机制清除,只是有发展为子宫颈癌的可能。超过 80% 的 HPV 感染 8 个月内就会被自然清除,只有少数高危型 HPV 持续感染 2 年以上才有可能致癌。高危型 HPV 的致癌过程很漫长,具体为 HPV 感染→持续感染→癌前病变→癌症,通常要经历约 10 年;而且在此期间有可能自愈,也可以被检查发现,然后通过治疗而停止在任何一个环节。怀疑感染高危型 HPV 的女性首先应该做子宫颈涂片检查,如子宫颈细胞学检查,查看目前有没有已经发生异常的子宫颈细胞;如果没有，每年复查这2项，一旦发现异常马上进行治疗，就可以将子宫颈癌消灭在萌芽状态。

28 HPV阴性会得子宫颈癌吗？

HPV阴性可能会导致子宫颈癌。有几种少见的子宫颈癌类型没有证据证明与HPV感染有关，所以女性还是需要定期进行子宫颈筛查。

29 什么叫作HPV持续感染？

大量的医学统计数据表明，虽然有HPV感染的人群比例很大，但大多数感染是一过性的，在6个月至2年内病毒就会自然消失。大多数女性的免疫系统可以把进入体内的HPV消灭，只有少数免疫功能比较弱的女性无法消灭进入体内的HPV，造成HPV持续感染。

30 | HPV持续感染多长时间会发生子宫颈病变？

HPV持续感染5~10年，甚至15年，才可能发生子宫颈病变。

31 | 我听说在游泳池或公共卫生间可以感染HPV，这是真的吗？

为了回答这个问题，有几位科学家专门去了一些人流量大的桑拿房、室内游泳池、学校，收集了来自上述不同地点的潮湿地面、桌面、椅子表面、淋浴头、坐便器表面等处的标本，用目前最权威的方法进行反复检测，结果没有发现任何病毒存在的证据。因此，传说中污染的坐便器表面、门把手、毛巾、肥皂、游泳池、浴缸会传播HPV的说法是没有任何依据的。此外，罕见有医师无法解释的HPV感染发生，所以不能绝对排除性接触以外的HPV传播方式，但这种情况很少见。

32 我感染了HPV，能不传染给其他家庭成员吗？

HPV感染的主要途径是性传播。此外，HPV还可以通过密切的皮肤接触感染，但是这些密切的皮肤接触是指与HPV感染者进行阴道部位的皮肤接触。日常的皮肤接触，如拥抱、握手、共用坐便器或与被感染者共同淋浴是不会传播的。所以，公共浴缸、泳池等不是HPV传播的危险因素（除非和伴侣在浴缸里进行性交）。因此，一位女性感染了HPV，在与家人的日常接触中是不太可能把病毒传染给家人的，但与丈夫的性接触可能把HPV传染给丈夫。不过，这种传播对于男性致病风险很小，男性由于外生殖器暴露于身体外部，干燥的环境不利于病毒生存。并且，使用避孕套可以大大减少感染HPV的机会。

33 我刚被诊断为HPV感染，是我的性伴侣传染的吗？

从性接触到发现HPV阳性，中间需要一段时间，即HPV感染有一个潜伏期，潜伏期的长短因人而异，短的为3周，长的为8个月，平均为2.5个月。若女性刚被诊断出HPV阳性，说明其接触HPV应该至少在3周以上。至于传染，则主要通过性传播。

34 我需要验血检测 HPV 滴度吗？HPV 滴度有用吗？

女性不需要验血检测 HPV 滴度。女性 HPV 感染导致子宫颈疾病，是因为在子宫颈局部病毒整合到上皮细胞，进而引起病变，与血清中的病毒滴度无关。最近有研究发现，测定血清中的特异性 HPV 抗体可以预测咽喉癌的风险，而且远在临床症状出现之前。不过，这与生殖道 HPV 感染没有关系。

35 能进行任何免疫试验来监测我对 HPV 的免疫力吗？

虽然子宫颈癌的发生与 HPV 持续感染有关，但是具体的作用机制还不清楚。人体可以依靠自身的免疫力清除病毒，但是具体细节也不是很清楚。因此，目前还没有任何免疫试验能够用于监控人体对于 HPV 的免疫力。

36 我能通过增强免疫力祛除 HPV 感染吗？

增强免疫力的方法一般有 2 种：一种是通过药物来增强；另一种是通过增加锻炼及加强营养来增强。增强免疫力的药物可使身体产生一些不良反应，如对肝功能、肾功能等有一定影响，还可以扰乱正常的新陈代谢，用于预防 HPV 得不偿失。女性可以通过参加体育锻炼、科学饮食、保持规律的生活作息、避免劳累、戒烟等增强免疫力。

37 我的子宫颈细胞学检查结果正常，会有 HPV 感染吗？

女性子宫颈细胞学检查结果正常，只是说明子宫颈没有病变，不能说明有没有 HPV 感染，还是应该定期进行子宫颈筛查。女性若处于 30 岁以下，应每 3 年做一次子宫颈刮片或子宫颈细胞学检查；若处于 30 岁以上，应每 5 年联合做一次子宫颈细胞学检查+HPV 检查，或每 3 年单独做一次子宫颈细胞学检查。

第 4 章

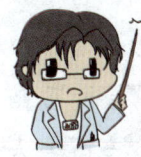

HPV 疫苗

38 HPV 疫苗是什么？有哪些品种？

HPV 疫苗是全球第 1 个肿瘤疫苗，人类首次尝试通过疫苗消灭一种恶性肿瘤。HPV 疫苗能预防新的 HPV 感染，但对于已经明确的 HPV 感染或 HPV 引起的疾病，都没有明确疗效。目前，美国食品药品监督管理局（Food and Drug Administration，FDA）已经批准 3 种 HPV 疫苗预防 HPV 感染，即 Cervarix®（二价疫苗）、Gardasil®（四价疫苗）和 Gardasil® 9（九价疫苗）。

39 哪些人适合接种 HPV 疫苗？有不良反应吗？危险吗？

一般认为，青春期人群是接种 HPV 疫苗的首选人群，推荐的应用年龄为 9~26 岁，最好在有性生活之前接种。年龄<9 岁的人

群因免疫系统尚未完全建立，接种HPV疫苗效果不佳。推荐的疫苗接种年龄最大到26岁，即使在已经发生HPV感染后，也可以考虑接种，只是疗效有所降低。年龄越大，接种HPV疫苗后抗体滴度越低，与16~26岁的人群相比，9~15岁的人群接种疫苗后，抗体滴度可达前者的2倍，这也是不强烈建议26岁以上人群接种疫苗的重要原因。但在有些国家，HPV疫苗被用于年龄≤46岁的所有女性。应用的原因有如下几种：①虽然年龄≤46岁的女性对疫苗的反应减弱，但疫苗还是有保护作用的。②疫苗对于某些高危人群，如吸烟人群、有多个性伴侣的人群等依然具有保护作用。③疫苗可降低生殖道疣的发生。HPV疫苗在一般人群中的安全性已得到充分确认。截至目前，尚未发现使用HPV疫苗可导致严重并发症，且不良反应也不常见。

40 HPV疫苗的不良反应有哪些？会经常发生吗？

HPV疫苗在一般人群中的安全性已得到充分确认。接种后可能出现的不良反应包括疼痛、肌肉紧张、局部水肿、包块、局部皮肤发红、头痛、发热、恶心、头晕、呕吐等。截至目前，尚未发现使用HPV疫苗可导致严重并发症，且不良反应也不常见。

41 接种 HPV 疫苗的频率是多少？有什么不同？

HPV 疫苗接种共 3 次，历时 6 个月。具体注射时间：第 1 次注射可选任意时间；第 2 次注射在第 1 次注射后的 1~2 个月开始；第 3 次注射在第 1 次注射后的 6 个月开始。选定注射的 HPV 疫苗种类后，每次使用的是同一种。最新的研究也在尝试，对于年轻女性是不是注射 2 次也能达到同样的效果。结果看来，在未来，也许年轻女性可能只需要注射 2 次就能产生足够的免疫力。

42 HPV 疫苗的接种年龄是多少？如何接种？

目前，推荐的 HPV 接种年龄为 9~26 岁，最好在有性生活之前接种。女性即使在已经发生 HPV 感染后也可以考虑接种，只是疗效有所降低。

接种的方法为肌内注射。疫苗接种共 3 次，历时 6 个月。3 种 HPV 疫苗的具体注射时间见表 4-1。

表 4-1　3 种 HPV 疫苗的具体注射时间

疫苗类型	首次注射时间	第 2 次注射时间	第 3 次注射时间
Cervarix®/二价	任意时间（0 个月）	1 个月	6 个月
Gardasil®/四价	任意时间（0 个月）	2 个月	6 个月
Gardasil®/九价	任意时间（0 个月）	2 个月	6 个月

注：第 2 次及第 3 次的注射时间，均指首次注射时间后的第 1 个月或第 2 个月或第 6 个月

43　我听说二价 HPV 疫苗对于年轻女性就足够了，是真的吗？

"价"的意思是疫苗可预防的病毒种类。二价 HPV 疫苗可以预防由 HPV16、HPV18（2 种病毒，所以称为二价）引起的子宫颈癌，超过 70% 的子宫颈癌都是由这 2 种病毒引起的。因此，年轻的、还没有性生活的女性注射二价 HPV 疫苗就可以预防绝大多数（70% 以上）的子宫颈癌。

44　3 种 HPV 疫苗哪种效果更好？

目前，美国 FDA 批准上市的 HPV 疫苗有 3 种。

（1）二价疫苗（Cervarix®）：针对HPV16、HPV18，仅用于女性，预防子宫颈癌及子宫颈癌前病变。

（2）四价疫苗（Gardasil®）：针对HPV16、HPV18、HPV6、HPV11，男、女性都可以使用，预防肛门癌、子宫颈癌、阴道癌、外阴癌，以及上述癌症的癌前病变和生殖道疣。

（3）九价疫苗（Gardasil®）：针对高危型HPV 16、HPV18、HPV31、HPV33、HPV45、HPV52、HPV58和低危型HPV6、HPV11，男、女性都可以使用。

前文所述，疫苗的"价"是疫苗覆盖的病毒细分种类，"价"越高覆盖面就越大，能预防的病毒种类就越多，效果越好。但从满足临床预防作用的角度出发，绝大多数的子宫颈癌是由HPV16、HPV18导致的，故二价疫苗可以满足基本需求。

45 如果我已经接种过HPV疫苗，还需要做子宫颈细胞学检查吗？

就算已经注射了HPV疫苗，依然要做子宫颈细胞学检查。因为二价疫苗只能预防70%的子宫颈癌，就算是九价疫苗，最多也只能预防90%的子宫颈癌，还是会有疫苗覆盖不到的地方。由于目前的疫苗不能预防全部类型的HPV感染，所以还是需要通过子宫颈筛查来查漏补缺。

46 去年我已经完成了 2 次注射,现在需要重新进行全部的 3 次注射吗?还是再追加注射 1 次就可以了?

HPV 疫苗接种共 3 次,历时 6 个月。具体注射时间:第 1 次注射为任意时间;第 2 次注射在第 1 次注射后的 1~2 个月开始;第 3 次注射在第 1 次注射后的 6 个月开始。

注射次数需要看目前距离接种者第 1 次注射有多久,如果现在距离第 1 次注射不到 6 个月,那么接种者只需要在第 1 次注射后的 6 个月再注射 1 次就可以了。如果现在距离接种者第 1 次注射已经超过 6 个月,理论上认为前 2 次注射已经无效,需要重新开始。

47 我的 HPV 感染已经痊愈,1 年后观察仍为阴性,还需要接种 HPV 疫苗吗?

这种情况可以考虑接种。因为 HPV 感染或由此导致的子宫颈病变治愈后,进行 HPV 疫苗接种可以减少子宫颈疾病的复发率。尤其是目前的疫苗能预防好几种 HPV,这些病毒接种者不一定都感染过,还是有益的。

48 我因为子宫颈上皮内瘤变接受了子宫颈环形电切术,还需要接种 HPV 疫苗吗?

HPV 可以反复感染,通常认为接种前不需要检测体内有无 HPV 感染。如果女性感染过 HPV,并且由此造成子宫颈病变,最好治疗转阴后再接种。因此,接受过子宫颈环形电切术(loop electrosurgical excision procedure,LEEP)的女性如果目前 HPV 检查结果已经转为阴性,那么可以接种。

49 女性是否需要重复接种 HPV 疫苗?这样可以提供终身保护吗?

目前的研究发现,二价 HPV 疫苗的保护时间为至少 9 年,四价 HPV 疫苗的保护时间为至少 8 年,九价 HPV 疫苗的保护时间还不清楚,有待进一步观察。故约 10 年可以考虑再次接种 HPV 疫苗。

第5章

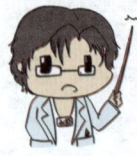

子宫颈癌前病变

50 什么叫作子宫颈上皮内瘤变？

在妇科门诊经常会有患者拿着子宫颈细胞学检查结果来询问："你们医院子宫颈细胞学检查报告怎么这么复杂，子宫颈上皮内瘤变（cervical intraepithelial neoplasia，CIN）后面怎么打了勾？是不是我得了子宫颈癌？"

其实，CIN 是描述子宫颈癌前病变最常使用的一种术语。根据病变范围和程度分为 3 级，即 CIN Ⅰ级、CIN Ⅱ级、CIN Ⅲ级（图 5-1）。

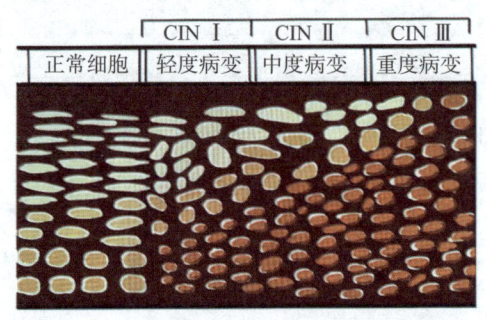

图 5-1 CIN Ⅰ、CIN Ⅱ和 CIN Ⅲ的模式

注：CIN. cervical intraepithelial neoplasia，子宫颈上皮内瘤变

51 为什么说 CIN 的提出对女性健康是巨大贡献？

通俗来讲，CIN 是指子宫颈的癌前病变，也就是子宫颈从正常状态发展到子宫颈癌必须经历的一个阶段。简单地将子宫颈癌的发生分为 3 个阶段，即正常子宫颈→癌前病变（CIN）→子宫颈癌。过去没有 CIN 这个概念的时候，总要等到患者的子宫颈发生癌变才开始处理。现在知道了子宫颈从正常到癌变，肯定要经过 CIN 阶段，所以医师可以在 CIN 阶段将病情控制好并进行治疗（主要方法是子宫颈锥切术），阻止子宫颈癌的发生。近 30 年，美国子宫颈癌的发病率降低了 50% 以上，这一数据一方面得益于广泛的子宫颈癌筛查，另一方面得益于子宫颈锥切术对 CIN 的治愈率达 87%~98%，可以作为防治子宫颈癌的最后一道防线。由此可见，CIN 的概念为临床医师制订有效的治疗方案及患者对自己病情有所了解提供了良好的依据，同时通过防治措施，减少了子宫颈癌的发生，为女性健康做出了巨大贡献。

52 CIN 会传染吗？

有位患者担心自己的 CIN 会传染给自己的女儿，反复纠结并在网上向我们提出了这个问题。那么我们首先要了解 CIN 是怎样发生的？CIN 的发生主要是因为高危型 HPV 持续感染，如果阻断了 HPV 感染，就可以大大减少 CIN 的发生。性传播是 HPV 感染主要的传播途径。此外，HPV 还可以通过密切的皮肤接触感染。日常的皮肤接触，如拥抱、握手、共用坐便器或与被感染者共同淋浴是不会传播 HPV 的。所以，公共浴缸、泳池等不是 HPV 传播的危险因素（除非和伴侣在浴缸里进行性交）。因此，母亲的 CIN 是不会传染给女儿的。

53 什么是 CIN I 级？该如何处理？

CIN I 级是最低级别的子宫颈病变，常是急性 HPV 感染的一种表现，有将近 60% 的 CIN I 级会消退转为正常组织。子宫颈的上皮细胞层比较厚，在显微镜下看起来像被一层层的鱼鳞覆盖，故叫作鳞状上皮。HPV 持续感染后引起病变时，首先会引起鳞状上皮靠底部的细胞发生变化，如果发生变化的细胞不超过细胞全层的下 1/3，就称为 CIN I 级。以此类推，如果变化的细胞在下 1/3 到上 2/3 之间，就称为 CIN II 级；变化的细胞范围超过上 2/3，就称为 CIN III 级。CIN I 级的处理，一般只需要观察，也可以选择 CO_2 等物理治疗。

54 什么是 CIN Ⅱ 级？该如何处理？

CIN Ⅱ 级是指子宫颈病变的细胞位于上皮层的下 1/3 到上 2/3 之间。CIN Ⅱ 级要比 CIN Ⅰ 级严重一些，处理也不一样。例如，一位患者被诊断为 CIN Ⅱ 级，如果该患者比较年轻，还没有生育，医师会建议其做进一步的检查，以判断需不需要马上进行手术治疗。如果该患者不需要生育了，考虑到 CIN Ⅱ 级有约 30% 的概率发展为子宫颈癌，医师会把其归入癌前病变进行治疗。一般做子宫颈 LEEP 或冷刀锥切（cold knife conization，CKC）就可以阻断 CIN Ⅱ 级病变发展，术后应定期复查，但是手术切除的锥形子宫颈需要做病理检查，判断有没有更严重的子宫颈病变存在。

55 CIN Ⅲ 级是子宫颈癌吗？

CIN Ⅲ 级是指子宫颈病变的细胞超过上皮层的上 2/3 或全部，发展成癌症的危险性约为 45%。但 CIN Ⅲ 级的病变未突破基底膜，不是子宫颈癌，还属于子宫颈癌前病变的范围。CIN Ⅲ 级的治疗也是做子宫颈锥切术，可以根据患者的具体情况选择 LEEP 或 CKC。同样，手术切除的锥形子宫颈也需要做病理检查，判断有没有更严重的子宫颈病变存在。

56 CINⅢ级一定要切除子宫吗？

CINⅢ级一旦发现，因其发展成为癌症的危险性约为45%，必须进行治疗。但是否需要切除子宫要考虑以下几个因素，如子宫颈锥切术后的病理检查结果、患者年龄、患者生育状态、患者自身意愿、患者随诊条件、医师的经验等。一般来说，子宫颈锥切术后病理结果提示病变局限、切缘阴性，患者年轻且有生育要求，能够保证定期随诊，可给予观察处理；如果病变较大，病理提示切缘阳性，年轻且有生育要求的患者可再次进行子宫颈锥切术，并根据患者意愿决定是否进一步治疗。年纪大且无生育要求的患者可在子宫颈锥切术后行全子宫切除。

57 CINⅢ级患者选择不保留子宫，能不能直接切除而不做子宫颈锥切术？

一般来说，子宫颈病变处于一个连续的过程。子宫颈活检的组织大小和部位都有限。即使是在阴道镜的指导下进行活检，也会有遗漏病变的可能，即不能确定是否有子宫颈浸润癌被遗漏了。因此，医师一般会建议患者先做子宫颈锥切术，排除更加严重的病变后再进行子宫切除。如果阴道镜检查结果满意，并且能够确认病变仅限于CINⅢ级或最多不会超过子宫颈癌ⅠA1期，在有些国家，如澳大利亚，直接切除子宫也是可以的。

58 子宫颈癌前病变治疗后还能生育吗？

子宫颈癌前病变的治疗需要考虑很多因素。以前我国一直采取"独生子女政策"，只生一个好。当时患有子宫颈疾病的患者只需要考虑治病，如果已经生育就可以推荐具有高级别病变的患者进行子宫切除。"二孩政策"施行后，许多患者希望生育二胎。那么子宫颈癌前病变治疗后还能生育吗？许多患者关心这个问题。从临床角度出发，不管患者的病变如何，只要还保留子宫就有机会妊娠、生育。现今，对于子宫颈癌前病变的手术分为以下2种，若患者准备妊娠，可以区别处理。

（1）子宫颈LEEP：是目前很多医院门诊开展的一种小手术，利用带电能的环状电极对疾病好发部位的子宫颈进行切除。这种手术操作简单、安全，比较常用，门诊就可以进行，手术后能保留子宫颈的解剖结构。一般情况下，子宫颈LEEP术后3个月进行随访，如果子宫颈细胞学检查结果正常，患者就可以备孕。临床认为，只要子宫颈的外观完整，且子宫颈管保持一定长度，妊娠期无须进行特殊干预，也不必行妊娠期子宫颈环扎术。但随访必不可少，有经验的阴道镜医师建议患者妊娠后在妊娠中期行阴道镜观察1次，让产科医师负责产前检查。如果条件满足，患者也可以阴道试产分娩。

（2）子宫颈CKC：这种手术方式很传统，因为切缘不像子宫颈LEEP那样受到电凝的破坏，更有利于病理医师观察手术的切缘情况。该术式在术中使用缝线局部缝合成形止血，患者术后恢复也很好。和子宫颈LEEP一样，术后若子宫颈细胞学检查结果提示阴性即可考虑妊娠。

一般情况下，即使子宫颈病变发展为子宫颈癌，只要病变<2cm，局限在子宫颈，都是有可能保留子宫的，可进行广泛性子宫颈切除术。甚至还有患者于妊娠期进行广泛性子宫颈切除术，术后继续妊娠至分娩。

所以对于存在子宫颈病变的患者，从治疗原则出发，只要条件许可，选择合适的方法治疗后仍可生育。

59 妊娠时子宫颈细胞学检查发现CIN，医师会如何处理？

正常情况下，妊娠期高水平的孕激素使子宫颈间质水肿，子宫颈体积增大，质地变软。在妊娠晚期，子宫颈可增大1~2倍。

有研究发现，妊娠期由CIN进展为子宫颈浸润癌的概率极低，且激素水平的改变使子宫颈病变的缓解率增加。这些发现使医师倾向于在患者妊娠期间尽可能采取保守态度——对患者的病情进行观察。具体表现为医师间隔3~6个月为患者进行子宫颈细胞学检查及阴道镜检查，产后6~8周重新评估，仅在子宫颈细胞学检查或阴道镜检查怀疑子宫颈病变发展为浸润癌时进行活检。需要强调阴道镜检查的重要性。也就是说，一旦发现CIN，均应行阴道镜检查。检查的目的是明确可能病变的部位，指导子宫颈活检，以除外基底膜微小浸润，指导治疗方式和治疗时机的选择。希望患者能明白，妊娠期子宫颈活检是相对安全的，阴道出血需要进一步处理的风险仅为1%~3%，其他并发症如早产、绒毛膜羊膜炎等罕见。

下面，我们来介绍妊娠期不同阶段医师处理CIN的意见。

妊娠早期（末次月经第1天到妊娠第13周末）：如果患者有强烈的生育要求，应告知其妊娠期CIN加重的概率极低，妊娠期间可采取保守观察，待产后重新评估CIN，但患者仍有较低的病变进展风险。

妊娠中期（妊娠第14周到第27周末）：妊娠期间可采取保守观察。

妊娠晚期（妊娠第28周至第40周）：此阶段的阴道出血需要与先兆早产、前置胎盘及CIN相鉴别，但CIN Ⅰ级、CIN Ⅱ级及CIN Ⅲ级均非阴道分娩的禁忌证。

如果在患者妊娠期间，医师怀疑其存在子宫颈浸润癌，还是建议患者行子宫颈锥切术。由于妊娠期间行子宫颈锥切术的母儿并发症多,且癌灶残留率高达50%,故在妊娠期进行子宫颈锥切术的主要目的应为诊断而非治疗。手术后常见的并发症包括出血(妊娠早期和中期为5%,妊娠晚期为10%)、流产(25%)、早产(12%)及感染(2%)。手术建议在妊娠第14~20周进行,可明显降低流产及出血风险,分娩前4周尽量避免行子宫颈锥切术。

总之,对于妊娠期出现阴道出血的患者,在排除了其他因素之后,应及时进行阴道检查及子宫颈细胞学检查,所有细胞学异常的孕妇均应行阴道镜检查,以确定是否需要进行活检及活检部位,阴道镜可明确病变程度,以确定治疗方式、分娩时机及分娩方式。因子宫颈锥切术的并发症多,只有怀疑患者存在子宫颈浸润癌时才建议行子宫颈锥切术。患者妊娠期若存在CIN和子宫颈原位腺癌,应密切随访,产后重新进行病情评估。

第6章

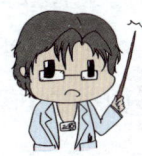

子宫颈细胞学检查和 HPV 检查

60 什么是子宫颈筛查？

子宫颈筛查就是检查女性的子宫颈是否存在癌症或癌前病变。常见的筛查方法为子宫颈细胞学检查和 HPV 检查。如果这些检查的结果发现问题，患者还需要进一步行阴道镜检查或取子宫颈组织行病理检查。

子宫颈癌是目前唯一病因明确的癌症。子宫颈筛查有助于子宫颈疾病的早期发现和早期治疗，从而有效降低子宫颈癌的发生率。

61 子宫颈筛查有哪些方法？

子宫颈筛查主要包含以下 5 种方法。

（1）妇科检查：主要检查子宫颈的大小、外形、质地，子宫颈管的粗细,以及是否有接触性出血。

(2) 子宫颈刮片细胞学检查:该方法简便易行、便宜有效,没有明显的疼痛等不适,是防癌普查首选的初筛方法。包括最传统的巴氏涂片法及目前最常用的液基薄层细胞学检查(Thinprep cytology test,TCT)。

(3) HPV检查:该方法主要检查子宫颈是否感染HPV,其联合子宫颈刮片细胞学检查还可以提高子宫颈疾病的检出率,HPV16、HPV18亚型检查在子宫颈筛查中有重要价值。

(4) 阴道镜检查:该方法简单、便宜,通过放大作用观察子宫颈上皮及血管的变化,以诊断是否有病变,同时可判定病灶的严重程度。该方法可以检出至少2/3的子宫颈病变,权威专家一致推荐使用肉眼观察。同时可以用醋酸溶液或碘溶液涂抹子宫颈后查看子宫颈上皮的反应,之后在白色病变区或碘不着色区取活检。

(5) 子宫颈活体组织的病理检查:该方法是确诊子宫颈病变的依据。精准的诊断结果可以为医师提供可靠的临床依据,制订更符合患者病情的治疗方案。

62 子宫颈筛查前需要注意什么?

(1) 子宫颈筛查当日清晨排大便,检查前10分钟排小便。

(2) 子宫颈筛查前,若女性正在进行妇科阴道上药治疗,这时应至少停药 2 天再接受检查。

（3）在子宫颈筛查前，女性一定要避开月经期。若患者有阴道不规则出血，尤其是绝经后出血，必须进行检查，要告诉医师具体情况，医师严格消毒后可以进行检查。

（4）在进行子宫颈脱落细胞学检查前 48 小时，不要有性生活，避免阴道冲洗，否则不能真实反映子宫颈的情况。

（5）没有过性行为的女性原则上无须做子宫颈筛查，也无须做妇科内诊。若因其他因素必须要做，请提前告知医师。

（6）进行子宫颈筛查的患者一定要放松心情，以平常心对待，因为紧张感会让阴道和子宫颈的肌肉收缩、变小，这样医师取样时就会变得困难，而且受检者也会有不适感。

63 对于子宫颈细胞学检查，是做子宫颈刮片好，还是做 TCT 好？

子宫颈刮片是最传统的诊断方法，主要刮取子宫颈的表面细胞进行检查，优点是便宜、便于普查，但因涂片取材方法、涂片制作、染色技巧、读片水平等有一定缺陷，临床应用时假阴性率及误诊率较高，而且对患病风险无法进行预测。

TCT 又称子宫颈防癌筛查、子宫颈防癌细胞学检查。TCT 采用液基薄层细胞检测系统检测子宫颈细胞，并进行 TBS（the Bethesda system）细胞学分类诊断。TCT 是目前国际上最先进的一种子宫颈癌细胞学检查技术，与传统的子宫颈刮片——巴氏涂片检查相比，明显提高了标本的满意度及子宫颈异常细胞检出率。TCT 对子宫颈癌细胞的检出率为 100%，同时还能发现癌前病变及微生物感染如霉菌、滴虫、衣原体等。

2016 年，美国妇产科医师学会推荐的《子宫颈癌筛查及预防指南》指出，TCT 和子宫颈刮片都是可行的筛查方式。

64 女性到多大年龄可以停止做子宫颈筛查？还是需要进行终身筛查？

2016 年，美国妇产科医师学会推荐的《子宫颈癌筛查及预防指南》指出，对于既往筛查结果充分阴性且没有 CIN Ⅱ 级或更高级别病变的患者，65 岁以后应停止各种形式的筛查。既往筛查结果充分阴性是指在过去 10 年间，连续 3 次子宫颈细胞学检查结果阴性，或 2 次联合筛查结果阴性，最近的一次检查在 5 年内。有 CIN Ⅱ 级、CIN Ⅲ 级和原位腺癌病史的女性，应该在 CIN Ⅱ 级、CIN Ⅲ 级和原位腺癌自然消退或妥善治疗后持续筛查 20 年，即使超过 65 岁也应持续进行筛查。建议有 HPV 感染的女性终身做子宫颈筛查。对于切除子宫和子宫颈（即全子宫切除术后）且无 CIN Ⅱ 级及更高级别病变病史的患者，不用继续行子宫颈细胞学检查和 HPV 检查，且以后不用因任何原因再次进行筛查。

65 为什么 21 岁前的女性不需要常规行子宫颈筛查?

2016 年,美国妇产科医师学会推荐的《子宫颈癌筛查及预防指南》强调了不管女性第 1 次性生活发生在几岁或有其他性行为相关的危险因素,子宫颈癌的筛查应从 21 岁开始。年轻女性如果出现 HPV 感染,几乎都可以在 6 个月至 2 年内依靠自身免疫系统清除病毒而不发生癌变。在女性 21 岁前进行筛查可能会增加受检者的焦虑、患病率和治疗费用,并导致过度随诊。

66 为什么 21~25 岁的女性只需要做子宫颈细胞学检查而不用做 HPV 检查?

对于 21~25 岁的女性,患癌风险较低。年轻女性如果出现 HPV 感染,几乎都可以在 6 个月至 2 年内依靠自身免疫系统清除病毒而不发生癌变。因此,21~25 岁的女性只需要做子宫颈细胞学检查而不用做 HPV 检查。

67 25～29 岁的女性可以只做子宫颈细胞学检查或 HPV 检查其中之一，为什么不需要进行联合检查？

因为 25～29 岁的女性患癌风险较低，同时对于子宫颈上皮内低度病变有较高的自愈率。联合检查可能会增加受检者的焦虑、患病率和治疗费用，并导致过度随诊。所以不是检查得越多越好。

68 应建议 30～65 岁的女性多长时间进行一次子宫颈细胞学和 HPV 联合检查？

2016 年，美国妇产科医师学会推荐的《子宫颈癌筛查及预防指南》建议 30～65 岁的女性应每 5 年进行一次子宫颈细胞学和 HPV 联合检查，也可选择每 3 年进行一次单独的子宫颈细胞学检查。

69 子宫颈刮片是什么？为什么又叫巴氏涂片？

子宫颈刮片，又称子宫颈脱落细胞学检查。传统的子宫颈刮片使用木制的铲形小刮板在子宫颈刮取细胞，称为子宫颈脱落细胞，然后将细胞固定、染色，在显微镜下观察细胞核及细胞和细胞之间的关系，从而发现形态异常的细胞（图6-1）。1941年，Papanikolaou改良了子宫颈脱落细胞的固定和染色技术，确立了子宫颈脱落细胞学检查的诊断价值，此后病理科医师将这种染色方法称为Papanikolaou stain，即巴氏染色法，也称Pap smear，Pap来自Papanikolauo的前3个字母。国内医师根据Pap smear的发音将子宫颈刮片也称为巴氏涂片。

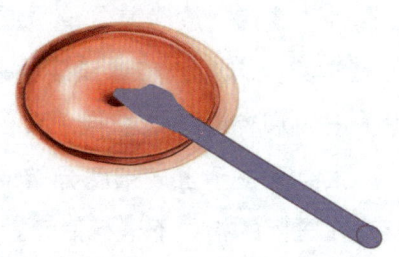

图6-1　巴氏涂片

70 做子宫颈刮片疼不疼？需要麻醉吗？

做子宫颈刮片和做妇科检查一样，不会损伤子宫颈，故受检者不会感觉疼痛，也不需要麻醉。

71 TCT 的结果怎么看？

TCT 采用 TBS 分类方法，从 4 个方面做出子宫颈细胞学诊断：①涂片制作质量；②描述性诊断；③描述对于诊断能提供依据的细胞成分和形态特点；④提出治疗建议。受检者需要关注的是描述性诊断和提出的治疗建议。结果通常包括是否存在滴虫病、白念珠菌、细菌性阴道病、放线菌、单纯疱疹病毒、HPV 等病原体感染，如果确定感染存在，那就需要进一步行药物治疗。如果结果显示未见上皮内病变或恶性细胞，那么受检者只需要定期做子宫颈筛查；如果结果提示上皮细胞异常或存在其他恶性肿瘤，受检者必须及时在医师的指导下进行治疗。

72 TCT 结果出现什么异常需要进一步检查？

TCT 结果提示上皮细胞异常或存在其他恶性肿瘤时，受检者需要进一步做阴道镜检查。阴道镜可以放大 10~40 倍观察外阴、阴道及子宫颈部位的上皮结构和血管形态，发现异形上皮和血管，并对可疑的部位进行准确定位和活检。目的是尽快确诊有无

CIN和早期子宫颈癌。因此，子宫颈细胞学检查结果提示低度鳞状上皮内病变、高度鳞状上皮内病变、无明确诊断意义的不典型鳞状细胞合并高危型HPV DNA阳性、不能排除高度鳞状上皮内病变合并不典型鳞状细胞、不典型腺上皮细胞、原位腺癌等病变时，受检者需要转诊阴道镜。若HPV DNA检测结果提示HPV16或HPV18阳性，无论TCT结果如何，建议受检者也做阴道镜检查。当然，若妇科医师检查时肉眼发现子宫颈存在可疑病变，受检者一定要听从医师的建议，及时做阴道镜检查，早期发现和诊断子宫颈癌前病变和早期子宫颈癌。

第 7 章

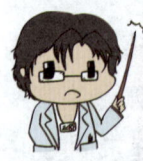

阴道镜与子宫颈锥切术

73 什么是阴道镜？是用于观察阴道的吗？

阴道镜是介于肉眼和低倍显微镜之间的一种内镜，用冷光源照明，有轻度的放大作用（10～40倍），比肉眼观察要清晰得多（图7-1）。阴道镜不仅用于观察阴道，更主要的作用是观察

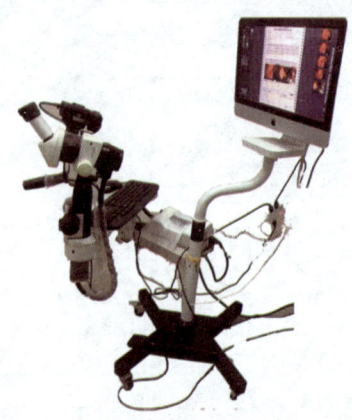

图7-1　阴道镜

子宫颈病变。它是筛查子宫颈疾病的主要方法之一。具体哪些情况需要做阴道镜检查，需要医师根据患者之前的检查结果做出综合判断。

74 阴道镜能放大多少倍？为什么能诊断子宫颈疾病？

阴道镜可放大 10~40 倍。它分别用生理盐水、5% 醋酸溶液和 5% 复方碘溶液作用于子宫颈、阴道壁或外阴，使上述部位的上皮组织发生可逆性短暂的物理化学变化，通过动态观察图像进行判断和评估。

75 阴道镜检查的过程大致是怎样的？

为患者做阴道镜检查时，医师要经历肉眼观察、生理盐水试验、醋酸染色试验、碘染色试验几个过程，最后在可疑部位做组织活检。患者只需要安静配合就可以了，一般没有特别不适。

76 受检者在阴道镜检查前需要注意什么？

受检者在检查前至少 48 小时内不宜做阴道冲洗，也不能做子宫颈刮片和阴道用药，检查前一天不宜性交，同时应避开月经期。

77 做完阴道镜检查后需要注意什么？几天后能够性交吗？

在阴道镜检查的过程中，使用的醋酸可能会使受检者产生阴道不适感，一般可自行逐渐缓解，使用复方碘后可能会有少量咖啡色或淡黄色分泌物流出，持续时间为 1~2 天。建议受检者无阴道不适或咖啡色分泌物后即可性交，但在阴道镜检查的同时行子宫颈活检和（或）阴道壁活检者，性交的时间应适当往后延迟 2~3 天。

78 阴道镜检查会产生什么不适？需要麻醉吗？

育龄期女性进行阴道镜检查时，一般无明显不适，无须麻醉。绝经后阴道、外阴明显萎缩的女性在检查时可能存在不适，可局部敷麻药或检查前 2 周使用雌激素乳膏。

79 子宫颈活检为什么不需要麻醉？子宫颈上没有神经分布吗？

子宫颈的神经支配比较特殊，对于痛觉不敏感，故多数患者在进行子宫颈活检、冷冻等操作时无明显痛觉，无须麻醉。但子宫颈对于扩张的操作比较敏感，在需要做子宫颈扩张时会有痛觉，需要麻醉。

80 做了子宫颈刮片，为什么还要做子宫颈活检？

子宫颈疾病的诊断是分步骤的。子宫颈刮片或 TCT 检查的是子宫颈部位脱落的上皮细胞，是最简单的无创检查。如果子宫颈刮片提示异常，说明子宫颈部位脱落下来的细胞有病变，提示子宫颈组织有病变的可能，需要进一步检查明确是否存在病变，此时就需要做子宫颈活检。

81 什么是子宫颈锥切术？

子宫颈锥切术是切除一部分子宫颈的手术，现在主要用于治疗子宫颈癌前病变，即CINⅡ级和CINⅢ级病变。

手术过程就是由外向内切下一小部分呈圆锥形的子宫颈组织（图7-2），有点类似把苹果上的一个小烂斑挖掉。

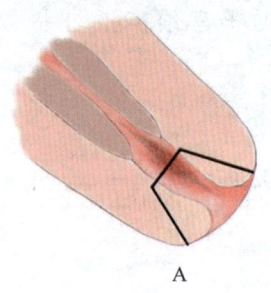 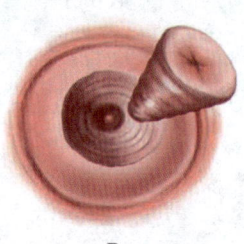

A　　　　　　　　　　　　B

图7-2　子宫颈锥切术示意图

注：A. 锥切范围；B. 锥切形状

82 子宫颈锥切术有痛觉吗？需要麻醉吗？

子宫颈的神经支配比较特殊，对于痛觉不敏感，故多数患者在进行子宫颈活检、冷冻等操作时没有明显痛觉，无须麻醉。但子宫颈对于扩张的操作比较敏感,在需要做子宫颈扩张时会有痛觉,需要麻醉。子宫颈锥切术一共有 2 种操作方法,分别为 LEEP 和 CKC。很多人都知道 LEEP。一般情况下,LEEP 的手术创面较小,门诊就可以进行,可以不用麻醉。

83 什么叫作子宫颈 LEEP?

简单地说,子宫颈 LEEP 就是使用一种环形电刀来做子宫颈的锥形切除(图 7-3)。这种方法的优点为速度快、手术时间短、

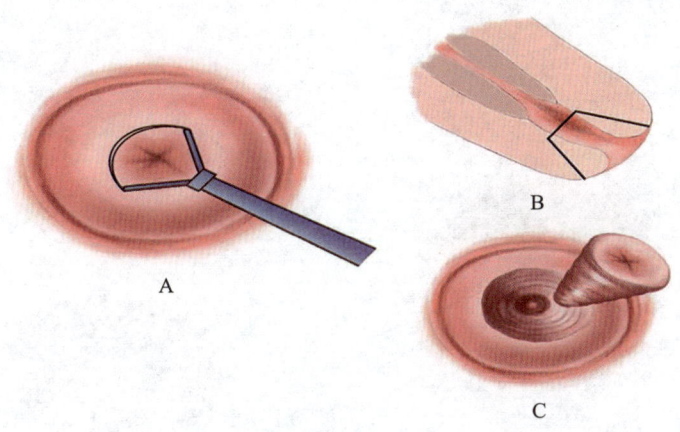

图 7-3 子宫颈 LEEP 示意图

注:LEEP. loop electrosurgical excision procedure,子宫颈环形电切术;A. 环形电刀;B. 锥切范围;C. 锥切形状

第 7 章 阴道镜与子宫颈锥切术

止血效果比较好、术后出血少。缺点为切除的组织边缘可能会有热效应痕迹,可能会稍微影响组织的病理诊断。

84 什么叫作子宫颈 CKC?

子宫颈 CKC 是子宫颈锥切术中传统的术式,即用传统手术刀进行手术(图 7-4)。优点包括:①因为不用考虑对周围的热效应,故可切除的范围比子宫颈 LEEP 大。②对病理的干扰小。缺点为止血没有子宫颈 LEEP 迅速,需要缝合,手术时间比子宫颈 LEEP 长,可能需要麻醉。

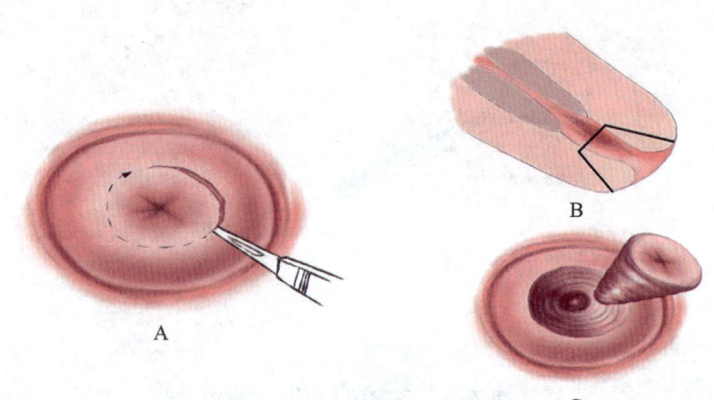

图 7-4 子宫颈 CKC 示意图

注:CKC. cold knife conization,冷刀锥切;A. 传统手术刀进行锥切;B. 锥切范围;C. 锥切形状

85 如何选择子宫颈锥切术？是选择子宫颈 LEEP 还是子宫颈 CKC？

问题 83 和问题 84 已经介绍了子宫颈 LEEP 和子宫颈 CKC 的优缺点，如何选择需要根据手术患者的具体情况。例如，一位年轻女性，还没有生育，子宫颈的病变比较轻，医师一般会选择能在门诊进行的子宫颈 LEEP，其时间短、恢复快，对妊娠和分娩影响比较小。若一位患者的子宫颈病变比较重，对病理的判断很重要，影响到后续的治疗决策，医师就会选择子宫颈 CKC。此外，还有一些复杂情况，医师在手术之前会详细和每一位患者探讨，选择一个适合的手术方案。

86 子宫颈锥切术后病变会复发吗？

子宫颈锥切术后病变有可能会复发，但是否复发与很多因素有关。第一，本次手术切除后，切除组织的边缘有没有病灶是最主要的复发因素。如果子宫颈病变的范围较大，医师按照常规标准大小切除了这部分子宫颈，但是切下来的组织边缘还有病灶，那以后复发的概率比较大。第二，如果患者为高危型 HPV 持续阳性，以后复发的概率也相对较高。所以患者做完了子宫颈锥切术后不可掉以轻心，医师会建议其定期随访。但患者也不必过于担心，无论何种类型的复发，定期随访和复查都能早期发现病变，可以尽早治疗。

87 子宫颈锥切术后患者可能会出现哪些不需要紧张的小问题？

手术后患者都会有阴道出血，一般出血量不会太多，如果超过月经量应该考虑去医院检查。如果医师压迫了纱布，会告诉患者什么时候去取出纱布。出血停止后都会有少量阴道流液，刚开始阴道流液为淡黄色，后来为淡粉色，时间一般为1~2个月，由子宫颈创面的渗出形成。有的患者在子宫颈锥切术后由于盆腔充血，可能会出现轻度的下腹不适，如小腹坠胀感，一般不会太严重，属于正常情况。

88 子宫颈锥切术后多长时间可以性交？

一般医师会建议患者术后2个月内不要性交。最好在医师再次行子宫颈检查确定创面完全愈合、没有接触性出血之后，听从医师的建议再性交。

89 子宫颈锥切术后能妊娠吗？会不会流产？

因子宫颈疾病越来越年轻化，做了子宫颈锥切术后是否影响生育力已经成为人们关心的热点。过去有研究者认为，不应该对有生育要求的女性做子宫颈锥切术，因为子宫颈锥切术会导致子宫颈狭窄，从而阻碍精子进入子宫腔；另外，子宫颈锥切术破坏了子宫颈的黏液腺，增加了感染的发生率，这些都会增加不孕症的发生率。但近年来的大量研究证实，子宫颈锥切术后女性的生育力无明显降低。国内的研究对比了子宫颈锥切术前后的妊娠率，发现术后的妊娠率为74%，与术前相比无明显差异。而且还有研究者发现，对有子宫颈病变的患者进行治疗后妊娠率有所提高，其原因主要为针对子宫颈病变导致的不孕症进行治疗，改善了子宫颈的内环境，从而提高了受孕率。总之，基本不用担心子宫颈锥切术会影响妊娠。

子宫颈锥切术可能会增加患者的流产概率。因为手术切除了部分子宫颈组织，使子宫颈长度缩短，同时也降低了子宫颈的承托力，所以在妊娠的过程中更容易因子宫颈功能不全而发生早产。但也有方法预防或处理这种情况，医师会建议患者妊娠前做子宫颈功能评估，患者可以在妊娠前预先做子宫颈环扎术或在妊娠期做子宫颈环扎术。

第 8 章

CIN 与妊娠

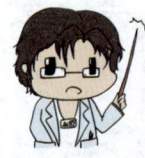

90 在妊娠期间,我需要进行子宫颈细胞学检查吗?

一般来说,子宫颈细胞学检查应该在妊娠前进行。如果患者<30 岁,妊娠前进行过子宫颈细胞学检查,结果正常,且时间距离现在不超过 3 年,理论上可以不用在妊娠期进行子宫颈细胞学检查。如果患者妊娠前已经很久没有做过子宫颈筛查,那么可以在妊娠期做子宫颈细胞学检查,也是安全的。

91 妊娠前我做过 CIN 的治疗,现在需要注意些什么?

如果患者妊娠前做的治疗是子宫颈 LEEP,若术后有没有定期复查子宫颈细胞学及 HPV,那么应该复查一下。

子宫颈锥切术后部分女性可能会出现子宫颈功能不全,引起妊娠早期和中期流产或早产。因此，建议患者检查子宫颈功能，必要时做子宫颈环扎术。

92 妊娠前我被诊断出 CIN，现在妊娠了，该怎么办？需要治疗吗？

CIN 在整个妊娠期病变进展的可能性比较小，即妊娠不会加重子宫颈疾病。如果患者在妊娠前错过对 CIN 的治疗，妊娠后需要在医师的密切随访下进行观察，具体做法为每 3~6 个月进行 1 次子宫颈细胞学检查和阴道镜检查，待产后 6~8 周重新评估 CIN。一般不建议患者在妊娠期治疗 CIN，但医师若怀疑患者的子宫颈病变有可能进展，应再次做活检。妊娠期的阴道镜检查及阴道镜下活检都是安全的。

93 我在妊娠早期出现阴道出血，担心流产，能让医师检查我的子宫颈吗？

妊娠早期的阴道出血有很多原因，先兆流产只是其中一种，也可能是子宫颈病变引起的。如果患者妊娠前进行过子宫颈细胞学检查且结果正常，一般来说，子宫颈病变导致阴道出血的可能性不大。但妊娠期间子宫颈很容易在体内雌激素的作用下，出现息肉或乳头样突起，会导致有些人出现阴道出血，故应该让医师检查一下子宫颈。如果患者妊娠前已经很久没有做过子宫颈筛查，那么更应该让医师检查一下子宫颈，必要时做子宫颈细胞学检查。在妊娠期做妇科检查是安全的，不会因妇科检查导致流产。

第9章

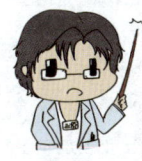

初步了解子宫颈癌

94 为什么说子宫颈癌是可以预防的肿瘤？

一般人听到"癌"这个字就很恐慌。但对于子宫颈癌患者，我们常会感到惋惜。因为国际上近几十年的研究显示，子宫颈癌是一种能够通过定期检查而早期发现和及早控制的疾病，也是一种可以预防的肿瘤。

20世纪70年代，德国病毒学家Harold zur Hausen就提出生殖道HPV感染与子宫颈病变的发生、发展相关，并因此获得了2008年的诺贝尔医学奖。有研究认为，HPV感染特别是高危型HPV持续性、高强度感染，是引起子宫颈癌前病变和子宫颈癌的基本原因。我们能够通过检测患者的子宫颈分泌物发现感染高危型HPV的人群，继而对她们进行长期密切随访，积极进行早期干预，进而阻断子宫颈癌的发病进程，达到预防子宫颈癌的目的。近期，HPV疫苗在中国大陆地区的推出也引起了巨大轰动。预防意识强的女性或许也知道HPV二价、四价、九价疫苗已用于预防

HPV感染及子宫颈癌前病变。HPV疫苗是目前世界上第1种用于预防肿瘤的疫苗。美国等发达国家早已普遍为初次性生活前的女性进行HPV疫苗接种，用于预防子宫颈癌。

医师能通过妇科检查直接观察子宫颈，并能方便获取子宫颈的表面组织。医师只需要用一个小刷子就能把子宫颈的表皮细胞收集起来，通过计算机分析了解子宫颈表皮细胞的变化，并初步判定其是否发生病变。这一技术被称为TCT。

HPV疫苗和TCT在子宫颈癌的防治中发挥了至关重要的作用。这2种检查在市级医院及部分县级医院已经普及，每年也有妇幼保健机构对偏远山区、卫生条件差的地区进行子宫颈癌的筛查，帮助人民群众及早发现问题。当发现HPV感染和子宫颈细胞学检查结果异常时，医师通过阴道镜下活检，可以明确诊断，并进行相应处理。

为达到预防的目的，子宫颈癌的筛查要有一定频率，一般推荐女性开始性生活后3年进行筛查，每年筛查1次，连续2次正常，可以适当延长间隔时间。子宫颈癌的筛查结果如果有异常，应进一步行阴道镜检查，必要时行活检等病理检查以明确诊断。

因为子宫颈容易暴露，使得子宫颈分泌物及表面细胞容易获得，故医师能够及早了解患者的子宫颈变化并进行早期干预，再加上HPV疫苗，使得子宫颈癌成为一种可以预防的肿瘤。子宫颈癌患者绝大多数都是因为疏于定期检查和未及时治疗导致子宫颈疾病进展而来的。

95 | 子宫颈癌与性伴侣数量有关吗？

150年前，人们发现修女中子宫颈癌极罕见，继而许多研究提出性混乱（如初次性交年龄较早、有多个性伴侣）与子宫颈癌关系密切。近年来，子宫颈癌的发病人群出现年轻化趋势，性行为过早和性伴侣数量过多也被认为是"罪魁祸首"。

为何性伴侣数量过多会成为子宫颈癌的发病原因之一？对于女性，HPV高强度、持续性感染若不加以控制，将在几年至十几年内导致子宫颈癌发生。性传播是HPV感染的主要途径。女性或其配偶的性伴侣数量越多，受HPV感染的危险性越大，子宫颈癌的发生率也越高。一项研究显示，有多个性伴侣的女性患子宫颈癌的危险性比只有1个性伴侣者高2倍及以上。女性若有5个以上性伴侣，其HPV感染率是只有单一性伴侣者的4倍；而女性首次性交的年龄越小，HPV感染率越高。另一项研究调查了男性在女性子宫颈癌发病中的作用。结果提示，子宫颈癌患者配偶的性伴侣数量较健康女性配偶的性伴侣数量多，子宫颈癌患者的配偶大多数有各种性病史，如生殖器疣、淋病、生殖器疱疹，而经常使用避孕套避孕的女性发生子宫颈癌的危险性低。从预防子宫颈癌的角度来说，提倡进行合理的性生活、减少性伴侣数量。在性交时，男女双方一定要注意卫生，使用避孕套，尽量避免有多个性伴侣。多个性伴侣导致女性发生子宫颈癌的危险性成倍增加，不是加法，而是乘法。另外需注意，单个性伴侣也并非高枕无忧。HPV感染并非只通过性传播，还可通过密切的皮肤接触传播。子宫颈癌的病因至今尚未完全明确，尤其一些特殊类型的子宫颈癌，发展迅速，预后很差，和性伴侣数量没有明显关系。只有单个性伴侣的女性也应该高度重视子宫颈癌的筛查。

96 子宫颈癌肯定会有阴道出血吗？

子宫颈癌是指发生在子宫阴道部及子宫颈管的恶性肿瘤，早期发现、早期治疗是其诊治的关键，如果能掌握其常见症状将对女性大有裨益。

子宫颈癌早期常无明显症状，与慢性子宫颈炎无明显区别，有时有白带增多的情况。随着病情进展，患者可出现异常阴道出血。在子宫颈癌患者中，81.4%存在阴道出血症状，其出血特点包括：①与月经周期无关，颜色鲜红，量可多可少，大部分患者可自发止血。②性生活后立即发生，这与阴茎撞击子宫颈病变部位引起出血有关，也被称为"性交后出血"。有时女性还会在体力活动后或妇科检查时出现阴道出血，初期出血量较少，可自行停止，晚期可大量出血；若病灶侵蚀大血管可引起致命性大出血。年轻患者阴道出血有时可表现为经期延长、月经周期缩短、经量增多等，老年患者常主诉绝经后不规则阴道出血，这些都可能是子宫颈癌的症状。除了阴道出血，患者还常会出现阴道排液增多，呈白色或血性，稀薄如水样或米汤样，有腥臭味。子宫颈癌晚期因癌组织破溃、坏死、继发感染等，有大量脓性或米汤样恶臭白带排出。随着肿瘤的增大，病变压迫邻近组织可导致局部压迫症状，如肾积水、肾功能损伤、便秘等，合并盆腔感染者还会有下腹部疼痛、发热等症状。

子宫颈癌的临床症状多种多样，早期表现隐匿，不一定有阴道出血，女性朋友们不能等到有了症状才去医院就诊，定期进行子宫颈癌筛查是十分必要的。

97 定期筛查可以完全避免患子宫颈癌吗？

子宫颈癌是可以预防的恶性肿瘤，除了女性做好增强个人免疫力的预防外，医师的职责在于早期诊断、合理治疗、控制子宫颈疾病的发展。其最简单有效的办法就是定期筛查有无子宫颈病变，并进行合理治疗。

还有的女性存在疑虑：子宫颈筛查能发现所有的癌前期病变吗？目前，子宫颈癌筛查的方法包括子宫颈细胞学检查、HPV检查。子宫颈细胞学检查中巴氏涂片的应用已有近70年的历史，为子宫颈癌的筛查做出了巨大贡献，其灵敏度可达53.8%，重度鳞状上皮内病变的阳性符合率为60%，但因其准确性较低已逐渐退出临床，国内仅部分农村地区还在应用。有研究显示，将TCT收集的子宫颈表皮细胞数据放在电脑中分析，其CIN检出率为81.33%，与子宫颈活检组织病理学的符合率达88.18%，因而TCT检查替代了巴氏涂片。HPV检查最常用的可靠方法是二代杂交捕获法，该方法是目前美国FDA唯一认证的临床检查HPV的方法，优点是灵敏度高，缺点是价格昂贵、尚难以普及。目前，该方法只在我国少数几个大城市开展。HPV检查对子宫颈病变的灵敏度为97%，阴性预测值为99%。单一的筛查方法仍有漏诊，子宫颈细胞学检查联合HPV检查能提高子宫颈癌的检出率，但也无法达到100%的子宫颈癌前病变检出率。所以定期进行子宫颈筛查并不能完全避免子宫颈癌。

尽管如此，预防子宫颈癌的正确方法仍是定期筛查。英国、美国等发达国家正是由于子宫颈癌的筛查工作做得较好，近年来子宫颈癌的发病率和病死率已明显下降。发展中国家子宫颈癌发病率增加的主要原因为缺乏对子宫颈癌前病变和早期子宫颈癌的筛查程序，筛查质量较低，筛查意识不强。我国约95%的女性未进行过子宫颈癌的筛查。因此，呼吁育龄期女性，特别是子宫颈癌发病高风险人群，如性生活过早、有多个性伴侣、多孕和多产、社会经济状况较差、营养不良及有子宫颈癌家族史者，一定要重视子宫颈癌的筛查。

98 子宫颈癌的早期症状有哪些？

子宫颈癌早期常无明显症状，妇科检查也无明显异常，所以容易漏诊或误诊。随着病情发展，部分患者可出现以下症状。

（1）阴道出血：多表现为接触性出血（性交或妇科检查后少量不规则阴道出血）。性交后出血是高危信号，女性一旦出现必须尽快就诊。年轻患者可有经期延长、经量增多；老年患者则常有绝经后不规则阴道出血。

（2）阴道排液：可为白色或血性分泌物，稀薄如水样，或白带夹血丝。这也是常见的子宫颈癌早期症状，多发生在阴道出血以前。初期由于癌细胞的存在，子宫颈腺体分泌功能亢进，产生黏液样白带，可没有任何气味，但这种分泌物与正常育龄期女性周期性变化的白带不同，其量增多且性质有很大变化，需要女性经常留意自己的阴道分泌物状况。

（3）其他：有的患者还出现下腹不适、小腹疼痛、腰痛及发热等症状。

99 早期子宫颈癌能治愈吗?

子宫颈癌的病因相对明确,有一系列癌前病变。与子宫内膜癌、卵巢癌等妇科恶性肿瘤相比,子宫颈癌病程长、转移慢,可早期发现并及时治疗,预后很好。有研究显示,早期子宫颈癌的治愈率为90%~92%,而子宫颈原位腺癌的治愈率可达100%。但由于误诊或治疗不当,如把癌前病变诊断成"糜烂"或"炎症"来进行治疗,将错过最佳治疗时期,导致病变扩散,无法手术。晚期子宫颈癌的预后非常差。

那么临床上早期子宫颈癌该如何治疗?一般来说,早期子宫颈癌指的是病变局限在子宫颈,没有周围组织扩散及远处转移。治疗以手术为主,但因病变大小不同、深度不同及有无脉管浸润等因素,治疗方式及手术范围差异极大,包括子宫颈锥切术、筋膜外全子宫切除术、广泛性全子宫切除术+盆腔淋巴结清扫术。

提高早期子宫颈癌治愈率的方法除了借助医学手段外,还要依靠患者自身的努力。子宫颈癌患者的精神和心理调理非常重要,对疾病的远期疗效有直接影响。医护人员及其家属应帮助患者调整心理状态,正确对待子宫颈癌,鼓励患者树立未来的生活目标,克服精神上和情绪上的紧张。

100 | 子宫颈癌一般如何治疗？

当女性被确诊为子宫颈癌后，医师会根据其临床分期进行相应治疗。相比于肺癌、肝癌等病死率高的癌症，子宫颈癌的预后较好，所以患者无须过度恐惧。子宫颈癌的治疗以手术、放疗为主，化疗为辅。随着医学的不断进步，治疗方法还在不断发展。但无论临床分期如何，都应遵循个体化治疗原则。对于年长、无生育要求的早期子宫颈癌患者，手术是最合理的治疗选择。根据癌组织浸润子宫颈的深度和范围，可以选择全子宫切除术、次广泛性子宫切除术、广泛性子宫切除术及盆腔淋巴结清扫术。只要肿瘤没有远处转移，通过上述手术就可以把癌灶全部切除。根据资料统计，早期子宫颈癌进行广泛性子宫切除术+盆腔淋巴结清扫术，5年生存率接近100%。近年来，临床医师在子宫颈癌传统治疗模式的基础上，加强了治疗的整体观念，注重提高患者的生活质量。对于早期子宫颈癌，其治疗趋于保守，特别是对于年轻、有生育要求的早期子宫颈癌患者，若肿瘤直径<2 cm且无淋巴结转移，仅做子宫颈的广泛切除，同时联合腹腔镜切除盆腔淋巴结，创伤小，而且保留了子宫，患者术后还有生育的机会，可达到与广泛性子宫切除术相同的治疗效果。晚期子宫颈癌首选化疗或放化疗。在临床上，局部癌灶直径≥4 cm并局限于子宫颈或仅侵犯阴道上1/3时称为局部晚期子宫颈癌。此时，由于癌灶不

易控制，易发生复发、转移，预后差，5年生存率低，有的医院先给予患者化疗或放化疗。对化疗敏感的癌灶可迅速缩小，转移灶消失，达到降低肿瘤分期的效果，为根治性手术创造机会，这时再做手术，患者有可能获得长期生存。如果患者对化疗无反应，又不适宜手术，应立即改用放疗，同样可以延长患者的生存时间。有些患者尽管已经到了中、晚期，不能进行根治性手术，但同样可以选择放疗或同步放化疗。与单纯放疗相比，同步放化疗能明显降低患者的病死率和疾病进展率。同步放化疗的综合应用完全可以替代手术治疗，是中、晚期子宫颈癌患者的一线治疗方案。

附录

相关信息搜索网站

1. 英文相关网站

（1）美国疾病控制与预防中心——HPV

https：//www.cdc.gov/hpv/parents/questions-answers.html

（2）美国疾病控制与预防中心——建议青少年只注射2次HPV疫苗

https：//www.cdc.gov/media/releases/2016/p1020-hpv-shots.html

（3）WebMD——成人如何注射HPV疫苗？

http：//www.webmd.com/vaccines/adult-hpv-vaccine-guidelines#2

（4）Health官网——老年女性应该注射HPV疫苗吗？

http：//www.health.com/sexual-health/hpv-shots-older-women

（5）Albuquerque Journal——HPV疫苗可使老年女性获益吗？

https：//www.abqjournal.com/826301/study-hpv-vaccine-aids-older-women.html

（6）美国社会健康协会 性健康——HPV

http://www.ashasexualhealth.org/stdsstis/hpv/

（7）美国国立子宫颈癌联盟——HPV 与性关系

http://www.nccc-online.org/hpvcervical-cancer/hpv-and-relationships/

（8）生活科学杂志——HPV 传播：20%未感染的性伴侣会感染病毒

http://www.livescience.com/16665-hpv-transmission-rates-20-percent.html

（9）HealthTap——HPV 能在体外存活多久？

https://www.healthtap.com/topics/how-long-can-hpv-survive-outside-the-body

2. 中文相关网站

（1）中国妇产科网——BMJ：子宫颈癌筛查到底哪种方法好？

http://www.obgy.cn/fukezhongliu/58ad287fb8991b98423304c6

（2）丁香园 妇产专业讨论版

http://www.dxy.cn/bbs/board/88/728

（3）39 健康网——子宫颈癌相关常识

http://cancer.39.net/0812/30/756108.html

（4）360 百科——子宫颈癌疫苗

http://baike.so.com/doc/6369384-6583027.html

(5) 搜狐——子宫颈癌预防小知识

http://mt.sohu.com/20140715/n402253577.shtml

(6) 腾讯健康——子宫颈癌的基本常识及科学治疗与预防

http://health.qq.com/a/20150306/055201.htm

(7) 好大夫在线

http://www.haodf.com/

(8) 果壳网——子宫颈癌疫苗：想打要趁早

http://www.guokr.com/article/93300/

(9) 99健康网——子宫颈癌前期病变征兆有哪些？

http://fk.99.com.cn/gja/gjaq/460057.html

(10) 家庭医生在线

http://www.familydoctor.com.cn/